ENXAQUECA

COLEÇÃO **COMO CUIDAR**

Antonio Antonietto (org.)

ENXAQUECA

Rogério Tuma
Eduardo de Paula Estephan
Carlos Eduardo Altieri

O guia essencial sobre saúde
e qualidade de vida

Benvirá

ISBN 978-85-5717-174-9

DADOS INTERNACIONAIS DE CATALOGAÇÃO NA PUBLICAÇÃO (CIP)
ANGÉLICA ILACQUA CRB-8/7057

Tuma, Rogério
   Enxaqueca / Rogério Tuma, Eduardo de Paula Estephan e Carlos Eduardo Altieri. -- São Paulo : Benvirá, 2017.
   128 p. (Coleção Como cuidar)

ISBN: 978-85-5717-174-9

1. Enxaqueca – Obras populares 2. Exaqueca – Tratamento I. Título II. Estephan, Eduardo de Paula III. Altieri, Carlos Eduardo IV. Série

17-1312
          CDD 616.84912
          CDU 616.857

Índices para catálogo sistemático:
1. Enxaqueca

Copyright © Rogério Tuma, Eduardo de Paula Estephan, Carlos Eduardo Altieri e Sociedade Beneficente de Senhoras Hospital Sírio-Libanês, 2016

Todos os direitos reservados à Benvirá, um selo da Saraiva Educação.
www.benvira.com.br

1ª edição, 2017

Nenhuma parte desta publicação poderá ser reproduzida por qualquer meio ou forma sem a prévia autorização da Saraiva Educação. A violação dos direitos autorais é crime estabelecido na lei nº 9.610/98 e punido pelo artigo 184 do Código Penal.

SOMOS EDUCAÇÃO | Benvirá

Av. das Nações Unidas, 7221, 1º Andar, Setor B
Pinheiros – São Paulo – SP – CEP: 05425-902

SAC
0800-0117875
De 2ª a 6ª, das 8h às 18h
www.editorasaraiva.com.br/contato

Presidente	Eduardo Mufarej
Vice-presidente	Claudio Lensing
Diretora editorial	Flávia Alves Bravin
Editoras	Débora Guterman
	Paula Carvalho
	Tatiana Vieira Allegro
Editora de arte	Deborah Mattos
Suporte editorial	Juliana Bojczuk
Preparação	Luiza Del Monaco
Revisão	Laila Guilherme
Diagramação	Eduardo Amaral
Projeto gráfico e capa	Carol Ohashi (Obá Editorial)
Imagem de capa	C_FOR/Thinkstock
Impressão e acabamento	Brasilform Editora e Ind. Gráfica

545.538

EDITAR 15806   CL 670545   CAE 623700

APRESENTAÇÃO
Coleção Como Cuidar

Já há quem afirme que esta geração está atravessando o período da maior transformação do sistema de saúde da história da civilização. Entre as inúmeras razões para essa mudança está, talvez a mais importante, a chamada "ativação das pessoas". (Veja que utilizamos o termo "pessoa", em vez de paciente, para promover um distanciamento do conceito da doença. Afinal, o que se quer é que a saúde – e não a doença – seja o foco.)

Essa ativação se deu sobretudo em decorrência de outra revolução, a da informação, que através da internet proporcionou a todos acesso fácil e rápido ao cabedal de conhecimento das ciências da saúde. De início, alguns colegas médicos reagiram negativamente ao fato de o "paciente" adentrar seu consultório já com muita informação sobre o que o levou a procurá-lo. O médico considerava estar sendo testado por um leigo! Mas agora tudo mudou: faz parte do trabalho do profissional de saúde colaborar para a disseminação do conhecimento, fator de enorme importância para que as pessoas assumam a ideia de que a saúde é de sua própria responsabilidade.

No entanto, embora hoje existam várias fontes disponíveis para consulta – como sites, blogs, revistas, grupos de discussão –, nem todas são confiáveis. Muitas trazem apenas reportagens genéricas sobre determinada doença, sem aprofundamento, sem a devida orientação médica, o que pode mais confundir do que ajudar o leitor.

A coleção Como Cuidar, elaborada em parceria entre a editora Benvirá e o Hospital Sírio-Libanês, referência no Brasil e no exterior, chega ao mercado justamente para ajudar as pessoas a obter informação de qualidade e bastante completa sobre uma série de doenças ou distúrbios. Os temas foram escolhidos pelos médicos do corpo clínico do hospital e pelos editores, levando em consideração os agravos à saúde mais comumente encontrados hoje em dia no Brasil e no mundo.

Unindo o conhecimento técnico e a experiência clínica dos médicos, os livros usam uma linguagem simples e jornalística para explicar as causas das doenças, dar dicas de prevenção, acabar com mitos relativos ao problema e sugerir uma série de tratamentos. Porém, não se esqueça: a leitura desta obra nunca deve substituir uma consulta com um especialista. A ideia da coleção é permitir que as pessoas cada vez mais observem e conheçam o próprio corpo, a própria doença e, principalmente, aprendam a melhor forma de gerenciar sua saúde, diminuindo a distância, em termos de conhecimento, dos médicos e de outros profissionais de saúde.

Esperamos que, ao ler este volume, você esclareça várias de suas dúvidas e consiga viver melhor seu dia a dia, com muito mais conhecimento sobre si mesmo.

– Dr. Antonio Antonietto
Diretor de governança clínica do Hospital Sírio-Libanês

SUMÁRIO

1. Introdução 9
2. Será que é enxaqueca? 13
3. O que dói, onde dói e por que dói 23
4. Quem sofre de enxaqueca 31
5. Causas e gatilhos 37
6. Mitos e verdades 47
7. Como diagnosticar 61
8. Como tratar 77
9. Dores de cabeça raras 93
10. Sinais de alarme 109
11. Dicas de ouro 119

Sobre os autores 128

1 INTRODUÇÃO

Se você sofre de dores de cabeça com bastante frequência – ou se adoraria ajudar um amigo ou um parente que vivencia esse problema –, este livro é para você. Mais especificamente, vamos falar da dor de cabeça conhecida como enxaqueca, um tipo de dor que pulsa como se o coração estivesse batendo dentro da cabeça, frequentemente acompanhada por outros sintomas desagradáveis, como náuseas, vômito e incômodo com claridade, barulhos e cheiros fortes. O Ministério da Saúde calcula que pelo menos 5% das mulheres sofrem com o problema no Brasil, sendo que a prevalência pode chegar até uma em cada quatro brasileiras (ou seja, 25%). Entre os homens, a ocorrência pode variar de 2% a 10%.

A verdade é que, ao contrário do que muita gente pensa, a enxaqueca não é um problema sem solução. Trata-se de uma doença complexa, que via de regra requer um tratamento com múltiplas abordagens: além dos medicamentos, envolve mudanças de hábito e um trabalho de observação intenso na busca de descobrir quais são os gatilhos alimentares, ambientais, comportamentais, medicamentosos ou emocionais que ativam a genética favorável ao problema, trazendo-o à tona. Ter sucesso no tratamento da enxaqueca, no sentido de eliminar ou minimizar as crises ao máximo e aprender a afastá-las muito rapidamente quando surgem, requer, além da ajuda de um médico bastante disponível, um amplo aprendizado sobre o assunto.

É nesse sentido que este livro pretende contribuir. Com o respaldo de três médicos que lidam diariamente com o problema em seus consultórios, e embaladas numa linguagem acessível, as informações apresentadas nas páginas a seguir podem ajudá-lo a identificar se a dor de cabeça frequente que você sente é mesmo uma enxaqueca ou uma dor de cabeça tensional – ou, ainda, um tipo mais raro de dor. Também explicamos em detalhes o que é mito e o que é verdade a respeito do que pode causar ou resolver esse incômodo. Que fique claro desde já: ninguém morre de enxaqueca, embora em algum momento você possa até ter pensado que isso fosse possível, diante da dor intensa que estava sentindo. A maioria das dores de cabeça são benignas – incomodam e atrapalham a vida, mas não a colocam em risco. Apenas uma em cada dez cefaleias – termo médico usado para se referir às dores de cabeça – é sintoma de algum problema mais sério no cérebro que requer atenção médica imediata. Dedicamos um capítulo específico a explicar em que situações a dor de cabeça precisa ser vista como um sinal de alarme.

Indicamos ainda que tipo de sintomas e informações você pode reunir para ajudar o médico no diagnóstico e no tratamento. Preencher um diário no qual você adiciona dados importantes sobre a frequência, a intensidade e o tipo de dor que o aflige, atribuir uma nota para a intensidade de cada dor de cabeça que tenha, além de anotar o horário em que começou, o que você comeu ou bebeu (ou deixou de comer e beber) e quanto dormiu no dia da crise podem fazer toda a diferença na condução do problema. Na página 76, trazemos um modelo de diário da dor de cabeça pronto para você preencher. Mas existem inúmeros outros à disposição.

Por fim, no último capítulo, reunimos 18 dicas de ouro que podem ajudá-lo a ter sucesso no controle de sua enxaqueca, sem ficar refém de tantos palpites bem-intencionados – porém nem sempre efetivos – que naturalmente surgem quando se trata de um problema com solução complexa.

Boa leitura!

SERÁ QUE É ENXAQUECA?

A designer Paola Cerveira, 44 anos, lembra-se de ter dores de cabeça desde os 12 anos de idade. Em diversas ocasiões, ainda na adolescência, combatia os sintomas sem saber exatamente do que se tratava. O diagnóstico de enxaqueca veio por volta dos 20 anos, quando procurou ajuda médica especializada depois de notar que as dores estavam mais fortes e latejantes. Às vezes, vinham acompanhadas de enjoo, vômito e uma enorme sensação de incômodo com a claridade, a ponto de mal conseguir abrir os olhos.

Em duas décadas de convivência com o problema desde o diagnóstico, Paola já tentou resolvê-lo de diversas maneiras. Consultou seis médicos neurologistas, tomou remédios que agem na química cerebral, fez massagens e acupuntura. Nada disso adiantou. Nos últimos sete anos, todo mês cumpria o ritual de ir ao pronto-socorro, "quase sem abrir os olhos, guiada pelo marido", para tomar medicação na veia – o último recurso quando todo o resto já tinha falhado.

"Todo o resto" era basicamente o uso de Naramig, um medicamento de venda livre desenvolvido especificamente para o combate à enxaqueca. No começo, um santo remédio. Bastava um comprimido para resolver o problema. No entanto, com o passar dos anos, já não fazia efeito. Para compensar, Paola vinha tomando de quatro a seis comprimidos ao dia para combater a dor de cabeça que sentia diariamente já ao acordar. "Nem sempre tinha crises a ponto de ficar enjoada ou vomitar. Mas acordava sempre com uma sensação de ressaca, como se o tempo todo sentisse que minha cabeça existia", explica. Quando ia viajar para lugares onde não sabia se teria acesso ao medicamento – uma praia mais isolada ou algum país do exterior –, levava caixas e caixas do remédio, porque morria de medo de ficar sem.

O que ela não sabia, no entanto, é que o uso excessivo de medicamentos para dor de cabeça piora – e muito – o quadro. Quando a pessoa toma mais de quatro comprimidos por semana por mais de três meses, são grandes as chances de desenvolver um quadro chamado *cefaleia por abuso de analgésicos*, um tipo de *cefaleia crônica diária* – que, como o próprio nome sugere, é uma dor de cabeça que surge praticamente todos os dias, mesmo que não seja tão intensa quanto a própria crise de enxaqueca. O que ocorre quando se tomam quantidades excessivas desse tipo de remédio é que o organismo acaba exigindo doses cada vez maiores – do contrário, ocorre um efeito rebote, e a dor ataca com maior frequência. E, então, o problema que no começo era resolvido com apenas um comprimido passa a não ser resolvido nem mesmo com seis. É como se a pessoa passasse a ter duas dores de cabeça – a da enxaqueca e a do excesso de medicamento para dor.

A solução para sair desse círculo vicioso é dolorosa: suspender o uso do remédio para o organismo se desintoxicar, enquanto se inicia o uso de outros tipos de medicamentos que atuam prevenindo a crise, em vez de combatê-la quando já está instalada. É o que Paola vem fazendo, sob orientação médica, desde dezembro de 2015, quando teve seu pior episódio da doença. Foram três dias consecutivos de dor intensa e oito dias internada, fazendo exames para descartar em definitivo problemas de saúde mais graves e testando o uso de outros medicamentos preventivos além dos que ela já havia experimentado. "Pensei: 'Nossa, ser internada por causa de dor de cabeça?'. Mas me surpreendi: nunca o meu problema foi levado tão a sério. Me viraram do avesso e deram crédito para tudo o que eu disse que sentia, estando ou não sob efeito de remédios. Muito diferente de outras situações, em que neurologistas deram a entender que não era possível eu ter efeitos colaterais com as dosagens baixas dos medicamentos que eles haviam me receitado. Foi numa dessas que eu deixei de ir ao médico e fiquei tomando o Naramig por conta própria durante anos", relata.

Dessa vez, Paola acertou-se com uma dose diária de Atenolol, um remédio originalmente usado no tratamento da hipertensão, mas também adotado no combate à enxaqueca, além de outra dose, também diária, de um relaxante muscular. Agora, ela anda feliz da vida com a experiência de passar até dez dias seguidos sem nenhum episódio de dor de cabeça, algo que não lhe acontecia há mais de 20 anos. E hoje, quando as dores surgem, são muito mais leves – nada de ir para o hospital, como antes. Com a ajuda de um diário da dor de cabeça, preenchido por recomendação do médico que lhe deu assistência no pronto-socorro e com o qual se trata agora, Paola vem identificando os gatilhos que desencadeiam as crises, como consumo de frituras ou bebidas alcóolicas (mais detalhes sobre os gatilhos e o diário da dor de cabeça nos capítulos 5 e 7).

TIPOS DE ENXAQUECA

Na verdade, o que Paola tem é chamado pelos médicos de *enxaqueca comum* e representa em torno de 75% dos casos desse tipo de dor de cabeça. Caracteriza-se basicamente por uma dor latejante, como se o coração estivesse pulsando na cabeça, com duração que varia de 4 horas a 3 dias. A dor pode ou não vir acompanhada dos demais sintomas que compõem a chamada *enxaqueca clássica* – um tipo menos frequente, porém mais fácil de diagnosticar em função dos sintomas bastante específicos. (Veja as características de cada tipo de enxaqueca na Tabela 2.1, a seguir.)

A *enxaqueca clássica* lateja de um lado só da cabeça de cada vez, mesmo que possa variar entre os lados direito e esquerdo. Além disso, é precedida pela aura, como é conhecido o fenômeno que antecede a dor e inclui um ou mais dos seguintes sinais:

- alterações visuais (cobrinhas, luzinhas ou mosquinhas acompanham o olhar, ou há perda parcial do campo de visão);
- formigamento ou fraqueza em um dos lados do corpo (face, tronco, braços ou pernas);
- dificuldade para falar.

A aura, cuja manifestação mais comum é a alteração visual, costuma durar alguns minutos, podendo se estender por no máximo uma hora. Quando cessa, logo vem a dor de cabeça, acompanhada também de enjoo ou vômito, intolerância à luz, a barulhos e a cheiros fortes. Tanto a enxaqueca comum quanto a enxaqueca clássica costumam ser problemas recorrentes na vida de quem sofre com a doença, e as ferramentas para tratar os dois tipos são as mesmas. Uma pessoa com enxaqueca que não faz nenhum tipo de tratamento costuma ter no máximo duas a três crises por mês. Com tratamento, o objetivo é que ela tenha redução de pelo menos 50% na frequência e na intensidade das crises. Cerca de 85% dos pacientes

TABELA 2.1 Enxaqueca clássica × enxaqueca comum

	Enxaqueca clássica	Enxaqueca comum
Percentual dos casos de enxaqueca	25%	75%
Intensidade da dor	Moderada a forte	Moderada a forte
Tipo de dor	Latejante	Latejante
Localização da dor	Em apenas um dos lados da cabeça (pode ir da testa à nuca)	Em um ou nos dois lados da cabeça (pode ir da testa à nuca)
Intolerância à luz	Sempre presente	Nem sempre presente
Intolerância a barulhos	Sempre presente	Nem sempre presente
Intolerância a cheiros fortes	Sempre presente	Nem sempre presente
Náusea e vômito	Sempre presente	Nem sempre presente
Aura	Sempre presente	Nem sempre presente
Tempo de duração da crise	4 horas a 3 dias	4 horas a 3 dias

atingem essa meta com os recursos atualmente disponíveis (detalhes sobre as possibilidades de tratamento no capítulo 8). Boa parte dos outros 15% que não melhoram a contento são pessoas que, por motivos diversos, acabam interrompendo o tratamento antes de obter seus benefícios, ou não adotam as outras medidas necessárias além do uso da medicação (como interromper o abuso de analgésicos, realizar atividade física aeróbica etc.).

Era o que vinha acontecendo a Paola. Até se acertar com o Atenolol, ela havia tentado fazer a prevenção da enxaqueca com alguns medicamentos psicotrópicos, que atuam no equilíbrio da química cerebral, mas não se adaptou. Sentia-se tonta e com os sentidos alterados, "como se a cabeça estivesse dentro de um aquário". Em uma das tentativas, chegou a ter alucinações e não conseguia trabalhar, dirigir nem fazer nenhuma atividade.

O ESTIGMA DA ENXAQUECA

A enxaqueca é, frequentemente, uma doença incapacitante. No ranking da Organização Mundial da Saúde (OMS), ela aparece em sétimo lugar entre as doenças que mais fazem as pessoas perder anos de vida saudável em todo o mundo. Estudos europeus apontam que pessoas com enxaqueca perdem, em média, quatro dias de trabalho por ano em função das crises – sem contar os dias em que trabalham com dor, tendo sua produtividade reduzida. Paola já perdeu a conta da quantidade de dias perdidos depois de tantos anos de enxaqueca. Como sempre atuou como *freelancer*, foi conseguindo administrar a vida profissional. Mas acredita que, se fosse contratada por uma empresa e precisasse cumprir horários fixos, não demoraria a ser demitida. Nas relações pessoais e sociais, ela conta que sempre tenta minimizar o incômodo. "Tenho vergonha de falar que estou com dor. Só quando não dá mesmo. Se não, viro uma chata", diz.

Não se trata de um embaraço sem fundamento. Frequentemente, a dor é menosprezada até por médicos, que a veem apenas como um sintoma, quase sempre ligado à ansiedade. É importante investigar e tratar não apenas a causa por trás da dor, mas também dar atenção a esse incômodo independentemente de sua origem, pois ele pode acarretar uma série de prejuízos à saúde. Insônia, depressão, gastrite, obesidade, doenças cardiovasculares e até outras dores crônicas podem surgir em função do aumento nos níveis de estresse no organismo que a enxaqueca provoca a longo prazo (veja o Quadro 2.1).

Nos manuais médicos, a enxaqueca é classificada como uma dor de cabeça primária – ela em si é a doença, e não o sintoma de outra enfermidade, como ocorre no

QUADRO 2.1 Outros problemas de saúde associados à enxaqueca

– Insônia e outros distúrbios do sono.	– Colesterol alto.
– Depressão.	– Doenças cardiovasculares.
– Ansiedade.	– Dores musculares.
– Gastrite.	– Disfunção da articulação temporomandibular (ATM).
– Obesidade.	– Sinusite.
– Hipertensão.	

caso das cefaleias associadas a tumores, infecções e hemorragias cerebrais (saiba mais sobre a dor de cabeça como um sinal de alerta no capítulo 10). Justamente por não representar um risco de vida, a enxaqueca é também considerada uma dor de cabeça benigna. Mas precisa ser tratada. Quem convive com ela sabe que os prejuízos podem ir muito além do estigma de "garoto enxaqueca".

O QUE DÓI, ONDE DÓI E POR QUE DÓI

A cabeça de uma pessoa com enxaqueca funciona de modo peculiar. É como se algumas estruturas do cérebro atuassem como um alarme de carro desregulado, que dispara sem que haja uma tentativa real de violação do veículo. Na crise de enxaqueca, o que dispara são reflexos neurológicos, que então acionam a dor de cabeça.

Em uma pessoa sem enxaqueca, há algumas ameaças reais capazes de disparar esse reflexo de dor. Uma pancada na cabeça, uma meningite ou um pico de pressão, por exemplo, são rapidamente interpretados pelo cérebro como cenários de perigo e desencadeiam uma resposta de proteção que se manifesta com uma sensação dolorosa. Ou seja, a dor de cabeça é o alarme sinalizando que algo não vai bem e que a pessoa precisa de ajuda médica. O problema, no caso das pessoas com enxaqueca, é que certas situações que não oferecem nenhum risco de vida passam também a ser interpretadas como ameaça. Uma noite maldormida, um período prolongado de jejum, uma taça de vinho ou uma variação brusca nos níveis hormonais são suficientes para acionar o circuito da dor de cabeça. Ou seja, nesse caso, o alarme não funciona como mecanismo de proteção. É puro incômodo, causado por um cérebro hipersensível e hiper-reativo.

O mecanismo é parecido com o de uma alergia – mas, no lugar de ácaros provocando uma resposta do sistema imunológico, manifestada por meio de espirros, coceira e olhos inchados, entram em campo fatores alimentares, ambientais, emocionais, medicamentosos e hormonais, acionando uma resposta neurológica que se manifesta como dor de cabeça. Essa maior sensibilidade se dá principalmente por alterações genéticas, as quais precisam estar presentes para que todos os fenômenos da enxaqueca ocorram de forma recorrente.

Na engrenagem da crise de enxaqueca, há um componente fundamental: a serotonina, substância que atua como mensageira química no cérebro (também chamada de neurotransmissor), fazendo a comunicação entre os neurônios em diversas funções, inclusive na regulação da dor. É a serotonina a principal substância envolvida na transmissão do reflexo que dispara a dor da enxaqueca.

Esse reflexo recebe o nome de "trigêmino-vascular". "Trigêmino" porque é acionado pelo sistema trigeminal, conjunto de neurônios localizados no tronco cerebral, região que regula as funções vitais mais básicas, como a respiração, o ritmo cardíaco e a dor. O sistema trigeminal cuida especificamente das dores na região da cabeça, uma área nobre do corpo que, portanto, merece um controle específico, bastante sofisticado e detalhado. Já "vascular" porque, depois de transmitido a uma cadeia de neurônios, o reflexo aciona alterações nos vasos sanguíneos de determinadas áreas do crânio acometidas pela dor de cabeça.

Até onde se conhece, o passo a passo da crise de enxaqueca é assim:

1. O sistema trigeminal percebe um estímulo que considera hostil: noite mal-dormida, jejum prolongado, flutuação hormonal, tensão ou algum remédio, como pílulas anticoncepcionais e certos antidepressivos, dentre outros.
2. Como resposta à sua interpretação de perigo, dispara o reflexo trigêmino-vascular, que, através da serotonina, costuma alcançar três regiões do crânio: couro cabeludo, áreas em volta dos globos oculares e meninges (membranas que recobrem o cérebro).
3. O reflexo provoca alterações na circulação sanguínea craniana, aumentando a irrigação nas áreas atingidas.
4. Os vasos sanguíneos dessas regiões se dilatam e liberam substâncias inflamatórias, provocando um processo chamado de inflamação neurogênica. As principais substâncias liberadas nesse processo são histaminas, prostaglandinas, substância P e bradicininas. Vários dos remédios usados para combater as crises de enxaqueca atuam justamente bloqueando essas substâncias.
5. A dor é desencadeada nas áreas da cabeça afetadas pela inflamação neurogênica. A sensação de latejamento ocorre por causa da dilatação dos

vasos, que pulsam em função do intenso fluxo sanguíneo, e também por causa da sensibilidade gerada pelas substâncias inflamatórias.

6. Paralelamente, o sistema trigeminal comanda a liberação de outras substâncias químicas – principalmente dopamina e glutamato – que atingem diferentes áreas cerebrais, provocando os demais sintomas da enxaqueca. Quando certa área do tronco cerebral é afetada, por exemplo, causa náusea a vômito. Já quando determinados núcleos do trigêmeo – nervo da face com ramificações para os olhos, o maxilar superior e a mandíbula – são atingidos, ocorre a intolerância à luz e ao barulho.

Ou seja, a dor da enxaqueca nada mais é que uma inflamação de determinadas estruturas da cabeça – geralmente partes do couro cabeludo, áreas cerebrais próximas aos globos oculares e, principalmente, as membranas que revestem e protegem o cérebro, as chamadas meninges. Essa inflamação não é desencadeada pela presença de micro-organismos como bactérias, vírus etc., como é o caso da meningite. O que a ocasiona são as substâncias inflamatórias liberadas pelo sistema trigeminal, que levam a um fenômeno chamado de neuroinflamação.

Como todo processo inflamatório, o da enxaqueca também provoca dor, calor e inchaço. A pessoa em crise sabe que basta apalpar a própria cabeça para sentir que, além de dolorida, ela fica levemente inchada e com certo calor local. É justamente por se tratar de uma inflamação que a dor da enxaqueca costuma ceder quando a pessoa toma algum remédio anti-inflamatório (mais detalhes sobre os medicamentos usados para prevenir ou combater as crises de enxaqueca no capítulo 8).

Conforme explicamos anteriormente, uma parte das pessoas que sofrem de enxaqueca tem a dor precedida pelo fenômeno da aura, que se manifesta sobretudo por alterações na visão, podendo incluir formigamento num dos lados do corpo e dificuldades na fala. Os mecanismos envolvidos no desencadeamento da aura e sua relação com a crise de enxaqueca em si ainda são pouco conhecidos. Mas a hipótese mais provável é que a aura seja acionada por um fenômeno elétrico chamado *depressão alastrante de Leão*, descrito pelo pesquisador brasileiro Aristides Azevedo Pacheco Leão (1914-1993), considerado um dos mais importantes neurofisiologistas do mundo em sua época de atuação. Essa alteração elétrica avança numa espécie de onda, percorrendo todo o córtex cerebral, a área mais externa do cérebro, responsável por funções complexas como memória, raciocínio e linguagem e também pelos sentidos e habilidades motoras. A tal "onda elétrica" leva os neurônios corticais a funcionar de modo mais lento, e é isso que desencadeia as falhas na visão, na fala e na sensibilidade corporal, com duração que pode variar de alguns minutos até uma hora. A alteração elétrica geralmente provoca também a contração dos vasos que irrigam o córtex cerebral, diminuindo o

FIGURA 3.1 Mecanismo de geração da enxaqueca

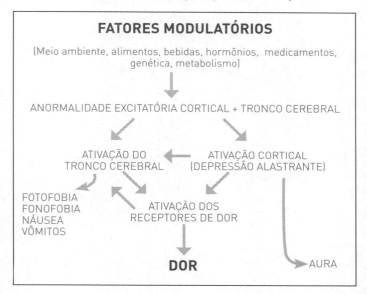

fluxo sanguíneo e contribuindo para reforçar os sintomas da aura.

Agora que você entendeu, em linhas gerais, como a enxaqueca ocorre no cérebro, vamos nos aprofundar mais no assunto e estudar o perfil de quem sofre desse mal, bem como as principais causas dele.

QUEM SOFRE DE ENXAQUECA

Em primeiro lugar, sofre de enxaqueca quem "pode", não quem "quer" – afinal, trata-se de uma doença genética e hereditária. Ou seja, é preciso que a pessoa carregue em seu corpo determinadas alterações genéticas para ter esse tipo de dor de cabeça. Geralmente é questão de família: se você sofre desse mal, provavelmente um de seus pais ou avós embarcou nessa antes de você.

O mais provável é que a herança tenha vindo de sua mãe ou avó, já que o problema é duas a três vezes mais frequente entre as mulheres que entre os homens. De acordo com o Ministério da Saúde, a parcela de mulheres brasileiras acometidas pela enxaqueca pode chegar a 25%. No caso dos homens, 10%. Na população mundial, a estatística é de um quinto da população – que, segundo se estima, passa 18 dias por ano com o incômodo, somadas todas as horas de dor. Cerca de 25% das pessoas com enxaqueca têm a versão com aura (como já vimos no capítulo anterior).

A enxaqueca é o segundo tipo de dor de cabeça mais comum, ficando atrás apenas das chamadas dores de cabeça tensionais, aquelas que provocam uma sensação de aperto na cabeça e estão associadas essencialmente ao estresse físico ou emocional, acometendo 70% das pessoas em algum momento da vida (ver mais informações no capítulo 7).

Justamente por terem traços genéticos comuns, as pessoas com enxaqueca costumam apresentar um perfil de comportamento semelhante. Em geral, são sujeitos extrovertidos e ativos que consideram a própria saúde "ótima, não fosse pela dor de cabeça". Na maior parte do tempo, portanto, eles não têm nada a ver com a imagem do "garoto enxaqueca", aquele da tirinha americana que vivia de mau humor. Essa imagem, na verdade, é a que a pessoa assume quando está em crise. Ou quando não trata o problema – uma vez que se torna crônica, a enxaqueca pode acabar mesmo tornando o sujeito mais retraído e de mal com a vida.

A "preferência" da enxaqueca pelas mulheres ocorre porque, além de sofrer influência dos genes, esse tipo de dor de cabeça está fortemente relacionado à oscilação do estrogênio, o hormônio feminino por excelência, ao longo do ciclo menstrual (mais detalhes sobre as causas da enxaqueca no capítulo 5). O estrogênio é responsável pela fertilidade das mulheres e por suas características físicas, como os quadris alargados e as mamas mais desenvolvidas. Também está presente no corpo masculino – atuando na queima de gordura e na libido –, mas em quantidade dez vezes menor que no organismo feminino.

Em geral, a enxaqueca se manifesta pela primeira vez no início da adolescência. É na puberdade que o organismo começa a produzir os hormônios sexuais associados ao problema. No caso das mulheres, embora não seja uma regra, o problema pode piorar no primeiro trimestre da gravidez, devido ao aumento nos níveis de estrogênio, e tende a desaparecer no restante do período gestacional, quando outro hormônio passa a predominar no corpo da mulher – a progesterona. Deixado a seu próprio curso, sem tratamento adequado, o incômodo pode se prolongar por 20 a 30 anos, com crises duas a três vezes por mês, em média. O problema costuma melhorar espontaneamente na velhice, quando ocorre uma queda natural na produção de estrogênio. Muitas mulheres comemoram a melhora da enxaqueca justamente após a menopausa.

Em alguns casos atípicos, a enxaqueca pode surgir ainda na infância, atingindo meninos e meninas na mesma proporção. Nesse caso, os gatilhos do problema são outros que não os hormônios. As características da dor também podem ser diferentes, com maior tendência a ser bilateral, mais curta e com maior presença de sintomas atípicos (como tontura, alterações de humor, entre muitos outros). Cerca de 8% das crianças do país têm crises esporádicas de enxaqueca e 0,6% apresentam episódios crônicos da dor, segundo um levantamento realizado em 18 estados brasileiros com 5.671 crianças de 5 a 12 anos de idade[1].

Por fim, vale lembrar que a enxaqueca atinge em maior proporção as pessoas que vivem em grandes centros urbanos, onde há mais fonte de estresse, sedentarismo e consumo de alimentos industrializados. Isso porque, além da base genética, há fatores ambientais,

---

1 http://veja.abril.com.br/noticia/saude/quase-8-das-criancas-brasileiras--sofrem-de-enxaqueca-diz-pesquisa-inedita/

comportamentais e alimentares envolvidos no desencadeamento das crises (mais detalhes sobre os gatilhos da enxaqueca no capítulo 5).

QUADRO 4.1 Perfil típico de quem sofre de enxaqueca

– Pessoas com histórico familiar da doença.
– Mulheres.
– Adolescentes, jovens ou adultas.
– Moradoras dos grandes centros urbanos.

CAUSAS E GATILHOS

Conforme adiantamos no capítulo anterior, a enxaqueca se dá por herança genética. São os genes, portanto, que tornam a pessoa predisposta a ter certas estruturas cerebrais hipersensíveis e mais reativas que o normal, desencadeando aquela dor de cabeça latejante e os demais sintomas da doença. Mas os genes não determinam tudo. Eles precisam ser acionados por determinados gatilhos para entrar em ação e fazer emergir o problema. Calcula-se que a genética herdada da família tenha um peso de 25% a 50% nas origens da doença. O restante fica por conta de outros fatores, que são bastante diversos e podem vir do próprio organismo ou do ambiente externo.

GATILHOS INTERNOS

Especialmente para as mulheres, há um gatilho interno muito importante: o estrogênio, hormônio que prepara a mulher para o sexo e a torna fértil. Ele é produzido em maior quantidade no período da ovulação e tem seus níveis bastante reduzidos logo antes da menstruação, ou durante. Assim, o ciclo menstrual pode influenciar no surgimento das crises em cerca de 60% das pacientes. Há mulheres mais sensíveis ao hormônio em si – e, portanto, têm mais crises quando o estrogênio está presente em maiores quantidades no organismo – e outras mais suscetíveis às variações bruscas no nível do hormônio ao longo do ciclo menstrual, seja para mais ou para menos. Há ainda as que sofrem nos dois cenários.

Boa parte das mulheres relata o início das crises cerca de dois dias antes do período menstrual ou durante o sangramento, quando há queda brusca dos níveis de estrogênio. As crises de dor de cabeça podem perdurar por até uma semana após o fim da menstruação. Para uma parte significativa das mulheres com enxaqueca, o uso da pílula anticoncepcional desencadeia ou piora o quadro, pois aumenta a quantidade de estrogênio no organismo. Em geral, as pílulas mais modernas, de baixa dosagem hormonal, ou as que contêm somente progesterona, são as mais indicadas para pacientes enxaquecosas – embora também possam agravar a doença em alguns casos. Veja mais detalhes sobre o assunto no boxe a seguir.

> **A PÍLULA E A ENXAQUECA COM AURA**
>
> As mulheres que têm enxaqueca com aura, em especial, não devem adotar contraceptivos hormonais, especialmente os que contêm estrogênio, pois eles aumentam o risco de tromboses. Durante esse fenômeno que precede a dor de cabeça, alguns vasos sanguíneos que irrigam o cérebro se

contraem, dificultando por alguns segundos ou minutos a passagem de sangue em determinadas áreas cerebrais. Nesse cenário, adicionar um fator que favorece a formação de coágulos, como é o caso da pílula, não é uma boa ideia – com o vaso mais afilado, as chances de obstruir uma artéria ou veia do cérebro são maiores. As consequências podem ser graves, com sequelas permanentes ou até a morte.

Para se ter uma ideia da seriedade da situação, nos Estados Unidos, médicos que receitam pílula anticoncepcional a pacientes que sofrem de enxaqueca com aura e são fumantes estão passíveis de sofrer processos. As autoridades americanas consideram tal conduta um erro médico, pois os três fatores de risco reunidos – enxaqueca com aura + cigarro + pílula – aumentam em 25% as chances de uma trombose cerebral ou de um AVC. Embora a enxaqueca com aura não seja, isoladamente, considerada um fator de risco para doenças circulatórias no cérebro, pode atuar como um potencializador se aliada a outros fatores de risco.

GATILHOS EXTERNOS

Os gatilhos externos da enxaqueca podem ser de natureza emocional, física, alimentar, ambiental ou medicamentosa. A lista de fatores é extensa. A seguir, reunimos os desencadeantes mais citados na literatura especializada e nos consultórios médicos.

1. Gatilhos emocionais

- estresse;
- ansiedade;
- tensão;
- choque;
- euforia;
- depressão.

2. Gatilhos físicos

- dormir demais;
- dormir de menos;
- dormir mal;
- mudar bruscamente o horário de ir para a cama;
- mudança de fuso horário;
- má postura;
- tensão no pescoço ou nos ombros;
- exercício físico extenuante (se a pessoa não está habituada).

3. Gatilhos alimentares

- jejum prolongado;
- desidratação;
- álcool (especialmente vinho tinto);
- queijo;
- chocolate;
- carne;
- café (na verdade, a abstinência de cafeína presente no café, em chás, refrigerantes e bebidas energéticas);

- alimentos gordurosos;
- nitratos (presentes nos embutidos em geral, como salsichas, salames e linguiças);
- glutamato monossódico (realçador de sabor utilizado em grande quantidade de produtos industrializados, entre eles salgadinhos, temperos para macarrão instantâneo, carnes congeladas, molhos, sopas de pacotinho e conservas, além de estar bastante presente nos preparos de comida oriental).

4. Gatilhos ambientais

- odores fortes (perfumes, produtos de limpeza, tinta ou combustível);
- luz solar;
- exposição prolongada à tela do computador ou da TV;
- cigarro (fumar ou estar em ambientes onde há pessoas fumando);
- barulho em excesso;
- frio em excesso;
- clima abafado.

5. Gatilhos medicamentosos

- pílula anticoncepcional (especialmente as que contêm estrogênio);
- reposição hormonal feita na menopausa.

Mas, calma, não é o caso de eliminar todos os fatores presentes na lista para resolver o problema. Seria uma tarefa inglória. Afinal, além de ser impossível controlar todos os gatilhos o tempo inteiro, isso não traria resultados garantidos. Cada pessoa tem maior ou menor sensibilidade a determinados elementos. Por isso, é útil organizar um diário da dor de cabeça que ajude a encontrar padrões e, assim, identificar os gatilhos caso a caso (mais detalhes sobre o diário da dor de cabeça no capítulo 7).

No entanto, sem dúvida, há gatilhos mais frequentes entre aqueles que sofrem do problema. Um estudo publicado em 2008 por algumas instituições de pesquisa paulistas avaliou os fatores desencadeantes da enxaqueca numa amostra de 200 brasileiros portadores da doença. Foram encontrados os seguintes dados:

- 83,5% apresentaram algum desencadeante alimentar, sendo o jejum prolongado o mais frequente, seguido por álcool e chocolate;
- 81% apontaram que a má qualidade do sono é um dos maiores gatilhos;
- 64% já associaram as crises ao estresse.

Embora não sejam conhecidos na sua totalidade, sabe-se que os mecanismos que associam esses fatores à crise de enxaqueca são diversos. O estresse, por exemplo, causa a liberação de adrenalina, um hormônio e neurotransmissor que atua como estimulante do sistema nervoso. Ela também aumenta a tensão muscular e a pressão arterial, que podem servir de gatilhos para a dor de cabeça.

O sono irregular bagunça o relógio biológico, alterando o ritmo de liberação dos hormônios em geral. Esse descompasso hormonal, por sua vez, desencadeia os reflexos neurovasculares que acionam a dor de cabeça.

Já o jejum prolongado irrita a mucosa do estômago, levando à liberação de determinadas substâncias semelhantes aos neurotransmissores – como são chamados os mensageiros químicos cerebrais –, as quais acabam interferindo no bom funcionamento do sistema nervoso e contribuindo para desencadear a crise de dor de cabeça.

O álcool atua como um dilatador dos vasos cerebrais, provocando aquela sensação de que o coração está pulsando na cabeça. O vinho tinto é especialmente problemático porque, além de ter o componente alcoólico, é rico numa substância chamada tiramina, que age como um estimulante do sistema neurovascular, podendo deixá-lo hiper-reativo. Queijos amarelos também contêm tiramina e devem ser consumidos com moderação por pessoas que sofrem de enxaqueca.

Já o chocolate provoca a liberação de serotonina, substância que, conforme vimos no segundo capítulo, é a principal responsável pela transmissão do reflexo neurológico que dispara a dor de cabeça.

E, por fim, a cafeína – presente não apenas no café, mas em diversos chás, refrigerantes e bebidas energéticas – ajuda a controlar dores de cabeça leves quando ingerida em pequenas quantidades, porque tem ação vasoconstritora. Ou seja, ela ajuda a "desinchar" os vasos que se encontram dilatados durante a crise de enxaqueca. Não é por acaso que a cafeína está presente na fórmula de diversos remédios analgésicos. No entanto, a abstinência de cafeína pode causar um efeito rebote – ou seja, a falta do café se converte num possível gatilho para a crise. Por isso, o conselho é consumir cafeína em pequenas doses para o corpo não sentir tanta falta se for o caso de ficar sem ela por um ou alguns dias. Recomenda-se não mais que duas xícaras de café coado ou expresso por dia – até as 16 horas, para não atrapalhar o sono.

MITOS E
VERDADES

A enxaqueca é uma doença multifatorial, e os complexos mecanismos envolvidos em sua manifestação ainda não são inteiramente conhecidos. Um cenário como este é um prato cheio para que circule por aí uma série de mitos a respeito do que pode causar ou resolver o problema. A seguir, listamos as afirmações mais repetidas nos consultórios e nas ruas, que dão uma amostra sobre o imaginário popular em torno da enxaqueca. E, claro, explicamos em detalhes para você o que é mito e o que é verdade.

ENXAQUECA É UMA DOR DE CABEÇA FORTE

MITO. A intensidade da dor, na enxaqueca, é variável. Na maior parte das vezes, começa leve e vai se tornando mais intensa, atingindo seu auge depois de 1 ou 2 horas do seu início. Durante o período total da crise, que pode variar de 4 horas até 3 dias, a dor pode ter momentos de melhora e piora. Essa progressão e a variação na intensidade da dor ajudam a diferenciar a enxaqueca de outros tipos de dor de cabeça. A dor causada pela ruptura de um vaso cerebral, num aneurisma, por exemplo, é sempre súbita e muito intensa. É descrita como uma dor lancinante como um raio.

ENXAQUECA É SINAL DE PROBLEMAS NO FÍGADO

MITO. Popularmente, o fígado leva a culpa de mal-estares diversos: enjoos, desconfortos abdominais e dores de cabeça. No caso da enxaqueca, no entanto, ele não está envolvido na origem do problema. Em primeiro lugar porque a enxaqueca é uma doença por si só, e não um sintoma de outra enfermidade. Em segundo lugar porque a enxaqueca é uma doença de causa genética – todos os outros fatores que podem estar implicados na doença são considerados apenas gatilhos para a crise. E em terceiro lugar porque o fígado não está diretamente implicado no problema. O que pode levar muitas pessoas a ter essa impressão é o fato de, em alguns casos, durante a crise de enxaqueca, as alterações neurológicas que ocorrem no cérebro acabarem também afetando o controle do sistema gastrointestinal, causando refluxo, por exemplo, e dando a impressão de que "algo está errado no estômago". Por isso, muitas pessoas sentem enjoo, queimação, falta de apetite e chegam até a vomitar.

Em outros casos, pode ocorrer o caminho inverso, do estômago para o cérebro: quando o organismo processa alimentos de difícil digestão (alho, melancia, pratos muito gordurosos ou apimentados, por exemplo), libera algumas substâncias semelhantes a neurotransmissores – os mensageiros químicos do cérebro –, que acabam interferindo no funcionamento do sistema nervoso e deixando-o hiperestimulado. Se a pessoa já tem predisposição à enxaqueca, o processo de má digestão pode, então, contribuir para uma crise de dor de cabeça. Algo semelhante ocorre devido a jejum prolongado e a problemas como gastrite ou refluxo. Mas uma doença no fígado não é causa da enxaqueca – resolver a primeira não vai necessariamente solucionar a segunda.

ENXAQUECA É COISA DE MULHER

MITO. Embora a enxaqueca seja duas a três vezes mais frequente entre as mulheres que entre os homens, eles também podem sofrer com o problema. A maior incidência de enxaqueca na população feminina começa na adolescência, por questões hormonais. Na infância, a incidência é semelhante entre meninas e meninos.

SINUSITE PODE CAUSAR ENXAQUECA

MITO. A enxaqueca é uma doença por si só, e não um sintoma de outra enfermidade. Além disso, a dor de cabeça da sinusite é diferente – uma pressão atrás dos olhos, nas maçãs do rosto, em ambos os lados da fronte e da face, acompanhada por sensação de peso, sobretudo ao abaixar a cabeça. Já a enxaqueca se caracteriza por uma dor pulsante, frequentemente de um lado só da cabeça e que costuma ser acompanhada por outros sintomas como enjoo e incômodo à luz e ao barulho. No entanto, uma crise de sinusite forte pode atuar como um agravante para a crise de enxaqueca, por deixar sensíveis certas estruturas neurológicas da face envolvidas no mecanismo da dor de cabeça.

PROBLEMAS DE VISÃO PODEM CAUSAR ENXAQUECA

MITO. Como já dissemos, a enxaqueca é uma doença por si só, e não um sintoma de outra enfermidade. Pessoas míopes, por franzirem a testa para enxergar ao longe, podem desenvolver dor de cabeça contínua na fronte por tensão muscular. Essa é uma causa comum de cefaleia em crianças em idade escolar. Pessoas que precisam usar óculos para leitura e não o fazem também podem ter dor de cabeça por forçarem os músculos que movem os olhos e a testa. Patologias oculares como conjuntivite ou glaucoma também podem causar dor de cabeça. Todos esses tipos de cefaleia causada por problemas oculares são diferentes da enxaqueca.

PRESSÃO ALTA PODE CAUSAR ENXAQUECA

MITO. A enxaqueca é uma doença por si só, e não um sintoma de outra enfermidade. Um pico de hipertensão até pode causar dor de cabeça, o que ocorre geralmente quando a pressão diastólica (aquela que é a menor das duas pressões medidas, ou seja, que é 8 da pressão 12 × 8) fica muito alta, acima de 120 mmHg (popularmente dito como 12 em vez de 120). Essa dor é descrita como uma sensação de peso, sobretudo na nuca – difere, portanto, da dor da enxaqueca, caracterizada por uma dor pulsante, frequentemente de um lado só da cabeça e que pode ser acompanhada por outros sintomas como enjoo e incômodo à luz e ao barulho. O que é comum ocorrer é a pessoa medir a pressão durante uma crise de enxaqueca, num momento em que a dor forte da crise pode induzir a um aumento da pressão. Nesses casos, ela costuma erroneamente atribuir a dor ao fato de a pressão ter subido, quando na verdade foi a dor que fez a pressão subir.

PESSOAS MAIS "SENSÍVEIS" (MENOS TOLERANTES À DOR) OU ANSIOSAS TÊM MAIS CHANCE DE TER ENXAQUECA

VERDADE. Estudos populacionais mostram uma incidência maior de enxaqueca nesses dois grupos. Os mais "sensíveis" podem relatar mais episódios de cefaleia, pois são menos tolerantes a dores em geral. Os mais ansiosos, além de terem mais dor de cabeça por tensão muscular, também costumam ter mais crises de enxaqueca, pois seu organismo possui um nível mais alto de adrenalina, neurotransmissor que funciona como desencadeante do problema.

PESSOAS COM UMA ROTINA DESREGRADA TÊM MAIS CHANCES DE TER ENXAQUECA

VERDADE. Pessoas que alteram bruscamente o horário de ir dormir ou de fazer as refeições, ficando longos períodos em jejum, reúnem gatilhos relevantes para uma crise de enxaqueca. No entanto, vale lembrar que, para sofrer com a doença, é preciso ter predisposição genética a ela. Do contrário, a falta de rotina favorecerá outros tipos de problema, como gastrite, obesidade, depressão, ansiedade ou mesmo outros tipos de dor de cabeça.

PASSAR MUITO TEMPO NA FRENTE DO COMPUTADOR OU DA TELEVISÃO PODE CAUSAR ENXAQUECA

VERDADE. A luz intensa desses aparelhos pode funcionar como gatilho para uma crise em quem sofre de enxaqueca. Além disso, o uso do computador, em especial, costuma induzir uma postura incorreta, fazendo-nos curvar os ombros para a frente ou projetar demais o queixo para cima para ler na tela. Nos dois casos, a tensão muscular causada pela má postura pode funcionar como um gatilho.

USAR O CELULAR POR MUITO TEMPO PODE CAUSAR ENXAQUECA

VERDADE. A luz intensa dos aparelhos celulares pode funcionar como gatilho para uma crise em quem sofre de enxaqueca, pois excita o córtex visual, uma área do cérebro suscetível aos fenômenos de aura e às crises de enxaqueca. Além disso, assim como acontece no caso do computador, o uso do telefone costuma induzir uma postura incorreta, em que as pessoas passam muito tempo com o queixo rebaixado em direção ao peito e com a musculatura do pescoço hiperestendida. Essa tensão muscular causada pela má postura pode funcionar como gatilho.

PASSAR MUITO TEMPO LENDO PODE CAUSAR ENXAQUECA

MITO. A forma mais comum de dor de cabeça desencadeada pela leitura é a tensional, pois o leitor assíduo força os músculos que movimentam os olhos e a testa até a exaustão.

RANGER OS DENTES DORMINDO PODE CAUSAR ENXAQUECA

EM PARTE. As alterações na articulação da mandíbula podem funcionar como gatilho para a enxaqueca em pessoas já predispostas a esse tipo de dor de cabeça, pois estimulam o nervo trigêmeo, envolvido na origem da enxaqueca (mais detalhes no capítulo 3). Mas o bruxismo (ranger de dentes) e o trismo (pressão constante na mandíbula sem movimento) também desencadeiam a contratura da musculatura da mastigação e a inflamação da articulação da mandíbula, provocando uma dor na região das têmporas (lateral da cabeça, acima das orelhas), contínua ou ao mastigar, diferente da enxaqueca.

A PESSOA COM ENXAQUECA ÀS VEZES VOMITA DEVIDO À INTENSIDADE DA DOR

MITO. O vômito, na enxaqueca, faz parte dos sintomas desencadeados pela alteração das estruturas do tronco cerebral. Não quer dizer, necessariamente, que o quadro de dor seja mais intenso. Em alguns casos, durante a crise de enxaqueca, as alterações neurológicas que ocorrem no cérebro podem também afetar o funcionamento do sistema gastrointestinal, levando muitas pessoas a sentir queimação, sensação de estômago cheio, falta de apetite ou enjoo, às vezes acompanhado de vômito.

ANTES DE TOMAR UM REMÉDIO PARA A ENXAQUECA, É MELHOR COMER OU DORMIR PARA VER SE A DOR PASSA

MITO. Os medicamentos específicos para a enxaqueca atuam muito melhor na fase inicial da crise, antes da dor, quando aparecem os sinais da aura – luzinhas, manchas na visão, dificuldades na fala, formigamento ou fraqueza em um dos lados do corpo, como já vimos anteriormente. É nesse momento que se deve iniciar o tratamento com os remédios, principalmente os da classe dos triptanos (ver sugestões de tratamento no capítulo 8). Dessa maneira, é possível evitar crises mais fortes e duradouras.

TRANCAR-SE NUM QUARTO ESCURO E SILENCIOSO POR CAUSA DA ENXAQUECA É EXAGERO

MITO. Durante uma crise de enxaqueca, é comum que a pessoa fique com a percepção alterada para estímulos sonoros e luminosos, devido a alterações em seu sistema nervoso. Pequenos ruídos podem soar a ela como verdadeiras fanfarras. Os olhos se fecham, como se a pessoa estivesse sob a claridade de um deserto. Por isso, ficar num lugar escuro e silencioso não é frescura – na realidade, traz verdadeiro alívio para essa sensibilidade aumentada que causa tanto incômodo.

MUITAS PESSOAS USAM A ENXAQUECA COMO DESCULPA PARA FALTAR AO TRABALHO

MITO. A enxaqueca é, frequentemente, uma doença incapacitante. No ranking da Organização Mundial da Saúde (OMS), ela aparece em sétimo lugar entre as doenças que mais fazem as pessoas perder anos de vida saudável em todo o mundo. Estudos europeus apontam que pessoas com enxaqueca perdem, em média, quatro dias de trabalho por ano em função das crises – sem contar os dias em que trabalham com dor, tendo sua produtividade reduzida. No Brasil, estima-se que as pessoas com enxaqueca passem 18 dias por ano com crises, se somadas todas as horas de incômodo.

REMÉDIOS COMUNS, COMPRADOS SEM RECEITA, NÃO DÃO CONTA DA ENXAQUECA. É PRECISO USAR MEDICAMENTOS PESADOS PARA RESOLVER O PROBLEMA

MITO. Embora muitos dos medicamentos utilizados no controle da enxaqueca necessitem de prescrição médica, há anti-inflamatórios e analgésicos de venda livre que podem ajudar. Eles precisam ser usados com moderação, no entanto. Tomar mais de quatro comprimidos de analgésico por semana por um período maior do que três meses pode levar a um quadro que piora a enxaqueca, tornando-a mais frequente e refratária aos medicamentos (é a chamada *cefaleia por abuso de analgésicos*). Há pessoas que passam a ter dores de cabeça diárias por causa do abuso de analgésicos. No caso de alguns analgésicos específicos, o uso em excesso pode ainda aumentar os riscos de AVC. Por isso, o ideal é ter sempre um acompanhamento médico e fazer tratamento preventivo, deixando os analgésicos só para o último caso, quando a prevenção falhar.

PARA RESOLVER A ENXAQUECA, SÓ É PRECISO RELAXAR

MITO. Dizer que para resolver a enxaqueca basta relaxar é atribuir ao problema uma origem puramente emocional, o que não é verdade. Há também fatores orgânicos, comportamentais, ambientais e alimentares envolvidos que atuam para desencadear a crise. Manter as tensões sob controle é importante, claro, mas não garante que resolverá o problema por completo.

ATIVIDADE FÍSICA SEMPRE AJUDA

EM PARTE. Embora a atividade física possa ser um poderoso aliado na prevenção das crises de enxaqueca – por aliviar o estresse, ajudar a manter uma boa postura e contribuir para boas noites de sono –, há pessoas que têm a dor de cabeça desencadeada pelo esforço físico, sobretudo se são sedentárias e resolvem fazer uma atividade física extenuante. Um estudo brasileiro de 2008, feito por instituições de pesquisa paulistas, avaliou os fatores desencadeantes da enxaqueca numa amostra de 200 brasileiros portadores da doença e apontou que 13% deles já tiveram uma crise após a prática de atividades físicas. As práticas mais indicadas para quem tem enxaqueca são os exercícios aeróbicos e aqueles que, ao trabalhar a musculatura profunda, ajudam a manter uma boa postura, como o pilates, a ioga, as artes marciais, a natação e os chamados treinos funcionais. Mas atenção: os exercícios são aliados *preventivos*. Na hora da crise, o esforço físico deve ser evitado, pois costuma piorar a dor. Isso vale tanto para os sedentários quanto para aqueles que se exercitam regularmente.

UMA CRISE DE ENXAQUECA MUITO INTENSA PODE LEVAR À MORTE

MITO. Embora a enxaqueca tenha sérios impactos na vida profissional, pessoal e social, ela não é sintoma de nenhum problema grave no cérebro que possa levar à morte. Nesses termos, é considerada uma doença benigna. Aqui, cabe apenas uma ressalva: a enxaqueca com aura, em específico, embora não seja isoladamente considerada um fator de risco para doenças circulatórias no cérebro, pode potencializar outros fatores. Uma mulher que possui enxaqueca com aura, fuma e toma pílula anticoncepcional, por exemplo, tem 25% mais chances de ter uma trombose cerebral ou um AVC.

ENXAQUECA NÃO TEM SOLUÇÃO

MITO. Embora a enxaqueca seja uma doença complexa de se tratar – demandando, em boa parte dos casos, mudanças comportamentais, além do uso de medicamentos –, 85% das pessoas conseguem ter uma melhora satisfatória com os tratamentos disponíveis nos dias de hoje. Metade dos pacientes melhora com os medicamentos receitados já na primeira consulta. Um tratamento bem-sucedido é aquele em que o sujeito passa pelo menos seis meses sem ter crises – nesse caso, a dor de cabeça deixa de ser um problema recorrente e torna-se algo eventual, como é para quem não sofre de enxaqueca. Mesmo quando o tratamento não é totalmente bem-sucedido, costuma haver uma boa melhora na qualidade de vida, com redução de pelo menos 50% dos sintomas. Apenas 15% dos casos costumam não ter uma boa solução, devido à intolerância dos pacientes a efeitos colaterais dos medicamentos ou à dificuldade em aderir ao tratamento de forma contínua pelo tempo necessário (em geral, pelo menos seis meses).

O TRATAMENTO DA ENXAQUECA É PARA A VIDA TODA

MITO. Quando as crises de enxaqueca são esporádicas – no máximo três crises por mês –, trata-se a dor apenas quando ela se manifesta. Já quando a frequência vai além disso, recomenda-se um tratamento preventivo para evitar as crises ou ao menos diminuir sua frequência, de modo que a qualidade de vida não fique tão comprometida. Nesses casos, um tratamento com duração de seis meses a dois anos costuma funcionar. Enquanto a pessoa toma os remédios de uso preventivo, as crises se tornam menos frequentes e mais leves, e ela também consegue identificar com maior clareza os fatores desencadeantes da enxaqueca e, então, passar a evitá-los. Assim, quando para de tomar os remédios, a menor ocorrência dos mecanismos inflamatórios da enxaqueca durante um período longo e a mudança de hábito ajudam a manter a dor de cabeça bem longe.

COMO DIAGNOSTICAR

O diagnóstico da enxaqueca é feito em consultório médico, com base em um exame clínico e em uma entrevista detalhada com o paciente. O especialista que geralmente se dedica à detecção e ao tratamento da doença é o neurologista, embora todo médico possua o treinamento básico para diferenciar uma enxaqueca de outro tipo de dor de cabeça.

Na maior parte dos casos, não é necessário realizar exames de imagem ou de sangue – até porque, se o caso for mesmo de enxaqueca, os resultados em geral não mostrarão nada de anormal. Esses exames complementares só são necessários se, mesmo depois de ter uma conversa detalhada e de avaliar fisicamente o paciente, o neurologista ainda tem dúvidas se a dor de cabeça é sintoma de alguma outra enfermidade, ou então se há algum fator contribuindo para deixar a dor mais resistente. As chances de um médico errar o diagnóstico de enxaqueca, com base numa boa entrevista e num exame clínico cuidadoso, são menores que 1%.

A ENTREVISTA MÉDICA

Ao conversar com o paciente, o médico busca traçar o quadro mais completo possível sobre a dor de cabeça. Por isso, ajuda muito se, já na primeira consulta, o paciente levar anotado um histórico da dor, com informações de quando ela começou e suas principais características. A seguir, listamos as dez perguntas que o especialista costuma fazer para chegar a um diagnóstico preciso.

1. Há quanto tempo você sente dor?

Dores de cabeça que existem há anos costumam ser benignas – se tivessem que oferecer algum risco de vida ou causar algum dano maior, provavelmente já o teriam feito. A enxaqueca se enquadra nesse grupo. Já as que surgiram há menos de dois meses tendem a ser mais preocupantes, demandando uma investigação com exames complementares para descartar uma hemorragia, infecção ou algum outro quadro que exija intervenção imediata.

2. Em que momentos do dia a dor aparece ou piora?

A enxaqueca tende a surgir em horários variados, de acordo com o gatilho que a aciona – por exemplo, se começa depois das refeições, provavelmente está ligada a algum fator alimentar. Em geral, piora com cheiros fortes e com o excesso de barulho e de luz no ambiente. Já a dor de cabeça que surge apenas durante a prática de atividade física pode ser sinal de um tipo de cefaleia rara, conhecida como "dor de cabeça do exercício" (benigna), ou de uma hemorragia cerebral (maligna) (saiba mais sobre dores de cabeça raras e sobre os sinais de alarme da dor de cabeça nos capítulos 9 e 10). Quando piora ao deitar, por exemplo, pode indicar que há um aumento na pressão intracraniana. Quando a dor surge sempre no fim do dia, em geral está relacionada a estresse e tensão muscular.

Ao saber em que momentos do dia a dor surge ou se agrava, o médico percebe fatores que o próprio paciente ainda não havia associado à dor de cabeça. Por isso, no caso da enxaqueca e de outras cefaleias benignas, o neurologista pede que o paciente comece a preencher um diário da dor de cabeça, em que deve anotar horário, intensidade, características e situações associadas a cada crise (mais detalhes sobre o diário da dor de cabeça no fim deste capítulo).

3. Onde se localiza a dor?

A enxaqueca pode causar dor em apenas um dos lados da cabeça ou nos dois, envolvendo a região da testa até a nuca. Outras dores de cabeça podem ter localizações mais específicas – as dores associadas à meningite e à hipertensão, por exemplo, costumam se concentrar na nuca e as que são sintomas de sinusite geralmente têm foco acima e atrás dos olhos, na testa ou nas maçãs do rosto.

4. Que tipo de dor você sente?

A enxaqueca em geral produz uma dor latejante ou pulsátil, que dá a sensação de que o coração está pulsando na cabeça. Dores de cabeça que dão sensação de aperto, pressão, queimação, pontada ou pancada geralmente são sintomas de outras patologias.

5. Qual a intensidade da dor?

A dor de cabeça da enxaqueca costuma começar leve e ir aumentando de intensidade até ficar forte, despertando na pessoa a vontade de se isolar num ambiente tranquilo. Dores muito intensas que causam inquietude ou surgem de forma muito repentina já com grande intensidade costumam ser sinais de outros tipos de dor de cabeça, como uma cefaleia em salvas (benigna) – explicada mais adiante – ou uma dor causada pela ruptura de um aneurisma (maligna, uma das principais causas de morte súbita).

6. Qual a duração da dor?

Se não for interrompida pelo uso de nenhum medicamento, a dor da enxaqueca costuma durar de 4 horas a 3 dias, aumentando ou diminuindo de intensidade ao longo desse período. Dores muito intensas que passam em minutos podem ser um quadro de cefaleia em salvas. Já aquelas que não passam ao longo das horas ou de um dia para o outro, nem mesmo com uso de analgésicos, e só aumentam de intensidade podem ser sinal de algum problema que exija atenção médica imediata. No entanto, não é raro que pacientes com enxaqueca descompensada apresentem mais de três dias seguidos de dor, levando ao que chamamos de *status enxaquecoso*.

7. Qual a frequência da dor?

Crises de enxaqueca podem ser esporádicas, com meses de intervalo entre cada episódio. Mas, quando a pessoa chega a procurar ajuda médica, geralmente é porque está tendo dores mais frequentes, pelo menos duas a três vezes ao mês, já com a qualidade de vida comprometida. Saber a frequência da dor dá algumas pistas para o médico sobre os fatores que podem estar atuando para desencadeá-la. Se as crises ocorrem apenas no período pré-menstrual, por exemplo, é sinal de que é acionada por oscilações hormonais. Se incomoda todos os dias, há indícios de que o problema pode ter se tornado crônico, e é importante descartar cefaleia por abuso de analgésicos.

8. A dor avisa quando vai surgir?

Se, antes de sentir a dor, a pessoa nota alguns sinais de aviso, como pontinhos de luz na visão, formigamento num dos lados do corpo ou dificuldade para falar, é porque tem enxaqueca com aura. A aura, em si, não oferece risco à saúde, mas é uma contraindicação para o uso de pílulas anticoncepcionais e de outros métodos hormonais (especialmente aqueles que usam estrogênio e progesterona associados), pois, como já vimos, essa combinação aumenta o risco de tromboses. Os sinais de aviso, apesar de incômodos, podem ser usados como aliados – assim que a pessoa os percebe, deve tomar o remédio indicado pelo médico, pois, dessa maneira, são maiores as chances de "abortar" a crise.

9. A dor vem acompanhada de outros sintomas?

Náusea, vômito e intolerância à luz, a barulhos e a cheiros fortes compõem o quadro clássico de enxaqueca. Conhecê-los ajuda o médico a formar o diagnóstico.

10. Há casos de enxaqueca na família?

A enxaqueca é uma doença genética e hereditária. Quase sempre há alguém na família que sofre ou já sofreu com ela. Em alguns casos, não só o problema é herdado, como alguns dos gatilhos que acionam a dor podem ser os mesmos entre familiares. Até o tratamento pode coincidir. Então, se o paciente conhece o histórico familiar da doença, isso ajuda o médico a encontrar a melhor solução para o problema.

EXAME CLÍNICO

Feitas todas as perguntas necessárias, o médico vai examinar o paciente ali mesmo no consultório, em busca de indícios que permitam descartar outras patologias, confirmar o diagnóstico de enxaqueca e descobrir fatores que possam estar contribuindo para desencadear as crises de dor.

No exame clínico, o médico vai verificar:

- **Acuidade visual:** problemas de visão como miopia, hipermetropia ou astigmatismo podem causar dores de cabeça que nada têm a ver com enxaqueca.

- **Postura:** passar muitas horas à frente do computador ou usando o celular pode causar desgastes na coluna cervical e desencadear dores de cabeça tensionais ou mesmo crises de enxaqueca.
- **Desvio na mordida:** problemas na arcada dentária podem causar desgastes na articulação temporomandibular (ATM) – a que nos permite abrir a boca para falar ou mastigar –, causando dor na região das têmporas (lateral da cabeça, acima das orelhas). Essa dor pode incomodar por si só e também atuar como gatilho para crises de enxaqueca.
- **Pressão arterial:** o quadro de hipertensão pode causar dor de cabeça, mas, diferentemente da enxaqueca, provoca uma sensação de peso na nuca. A hipertensão costuma ser totalmente silenciosa e não causa nenhum sintoma; para levar a uma dor de cabeça, ela geralmente precisa estar muito alta, com uma pressão diastólica acima de 120 mmHg (como vimos no capítulo 6).
- **Febre:** dor de cabeça acompanhada de febre pode ser sintoma de muitos quadros infecciosos triviais, como gripe e dengue, mas também pode sinalizar uma infecção mais grave, como uma meningite, que requer atenção médica imediata.
- **Rigidez na nuca:** dificuldade ou mesmo impossibilidade de levar o queixo em direção ao peito também é um dos sintomas de meningite, que requer atenção médica imediata.
- **Alterações morfológicas no crânio:** o neurologista pode inspecionar a cabeça do paciente para

verificar se há alguma alteração física envolvida na dor de cabeça.

EXAMES COMPLEMENTARES

Se, após a entrevista e o exame clínico, o médico ainda tiver dúvidas sobre o diagnóstico correto, ele pode aprofundar a investigação com uma série de exames complementares de sangue ou imagem.

Exames de sangue

Os exames que dosam determinadas substâncias no sangue permitem descartar algumas causas para a dor de cabeça, ou mesmo identificar causas de piora de uma enxaqueca, como:

- anemia;
- disfunções da tireoide;
- doenças hepáticas;
- problemas renais;
- doenças pulmonares que causam queda do oxigênio no sangue e/ou acúmulo de CO_2 (no caso de doença pulmonar obstrutiva crônica ou enfisema, por exemplo);
- alterações reumatológicas.

Exames de imagem

Os exames de imagem mais utilizados na investigação de outras doenças capazes de causar cefaleias são aqueles que analisam a anatomia da cabeça, em suas diversas estruturas – caixa craniana, cérebro, membranas que revestem o cérebro, entre outros tecidos específicos. Lembrando que, no caso da enxaqueca, os exames tendem a vir todos normais. Imagens de outras partes do corpo também podem ser úteis na investigação de algumas enfermidades que têm a dor de cabeça entre seus sintomas. Veja os exames mais adequados a cada caso:

- **Tomografia computadorizada ou ressonância magnética do crânio:** permitem verificar se há nódulos no crânio, no cérebro, nas meninges ou nos olhos que estejam causando a dor de cabeça. Quando feitas com aplicação de contraste endovenoso – um tipo de solução química que melhora a visualização de órgãos e tecidos –, possibilitam também identificar processos inflamatórios (uma meningite, por exemplo) e alterações vasculares (como uma trombose ou uma ruptura de aneurisma). Diagnósticos desse tipo são capazes de salvar vidas e evitar sequelas.

  A ressonância magnética é um exame mais acurado que a tomografia e, quando é necessário o uso do contraste, especificamente, é mais indicada, pois as chances de ocorrerem reações alérgicas são menores. Tem ainda a vantagem de não expor o paciente à emissão de raios X, que, em excesso, podem predispor ao desenvolvimento de tumores e doenças hematológicas. O único senão é seu custo: três a quatro vezes mais elevado do que o da tomografia.

- **Tomografia ou ressonância da coluna cervical:** desgastes na coluna, sobretudo na região do pescoço (hérnias de disco, bicos de papagaio e outros tipos de degeneração causadas pela má postura), causam fraqueza e formigamento nos braços e também dores de cabeça, que podem ou não ser do tipo enxaqueca. Tratar o problema de base resolverá o forte incômodo ligado ao desvio postural – embora possa não eliminar a enxaqueca por completo, que normalmente está associada a gatilhos diversos.
- **Tomografia ou ressonância dos seios da face:** a sinusite, além de ser uma doença que por si só causa dores de cabeça, pode também irritar um dos nervos da face que está envolvido na condução da dor da enxaqueca – o nervo trigêmeo. Embora tratar a sinusite não vá resolver o problema da enxaqueca em definitivo – geralmente há diversos outros gatilhos envolvidos no acionamento das crises –, ao menos elimina-se um dos fatores desencadeantes.
- **Tomografia ou ressonância de alterações na ATM:** exames de imagem da articulação da mandíbula ajudam a confirmar suspeitas levantadas no exame clínico, quando o médico identifica algum desvio na mordida ou dor ao apertar a articulação mandibular. Assim como no caso da sinusite, desgastes na ATM podem também irritar o nervo trigêmeo, desencadeando crises de enxaqueca.
- **Endoscopia:** usada para descartar casos de gastrite que, embora não causem a enxaqueca, podem

piorar o quadro. Alguns hormônios liberados em função do distúrbio gástrico são semelhantes a neurotransmissores, os mensageiros químicos cerebrais, podendo "confundir" e "irritar" o sistema nervoso, disparando a dor de cabeça.

- **Ultrassom de abdômen:** usado para descartar doenças na vesícula biliar, no estômago, no intestino e também no trato genital e urinário. Da mesma forma que a gastrite, esses distúrbios causam a liberação de hormônios semelhantes a neurotransmissores que podem "confundir" e "irritar" o sistema nervoso, disparando uma crise de enxaqueca.
- **Tomografia de tórax:** usada para descartar casos de enfisema pulmonar, doença degenerativa que ataca os pulmões dos fumantes, reduzindo sua capacidade respiratória e, consequentemente, diminuindo a quantidade de oxigênio disponível no organismo – o que causa dor de cabeça.

Importante: a necessidade de solicitar ou não cada um desses exames depende da avaliação médica. O profissional deve demandar apenas o que pode ajudá-lo a ter respostas úteis ao diagnóstico correto.

DIÁRIO DA DOR DE CABEÇA

Criar um diário com anotações sobre cada dor de cabeça sentida ao longo de um mês – incluindo uma nota de 1 a 3 para a intensidade da dor; o horário em que começou; quanto tempo durou; o que a pessoa fez, comeu, bebeu; quanto jejuou ou quantas horas dormiu no dia da crise; e que remédio tomou para controlá-la – pode fazer toda a diferença na condução do tratamento da doença.

Um diário assim, bem detalhado, ajuda o próprio paciente e seu médico a identificar padrões que indicam os fatores desencadeantes das crises. É comum que o paciente comece a identificar elementos – ou combinações deles – que antes lhe passavam despercebidos. A partir daí, torna-se mais fácil evitá-los ou, quando não for possível fugir deles, ficar atento para combater a dor o mais brevemente possível.

O primeiro mês de diário já oferece uma gama preciosa de informações. Mas é comum que o médico peça ao paciente que continue preenchendo-o por mais tempo – dois, três, seis meses –, até que fiquem claras as influências dos gatilhos e a resposta ao tratamento. O paciente consegue então perceber os fatores que pioram a enxaqueca e evita somar muitos gatilhos ao mesmo tempo. Por exemplo, nos dias anteriores à menstruação, a mulher já sabe que é preferível evitar vinho e dormir horas suficientes para seu descanso, por exemplo.

Na Figura 7.1, trazemos um modelo de diário que você pode utilizar em papel (adaptado da Sociedade Brasileira de Cefaleia). É apenas um exemplo, e você pode criar um que funcione melhor para você, com outros campos. Além disso, há uma série de aplicativos que você pode baixar em seu celular que também o ajudarão nesse sentido.

FIGURA 7.1 Modelo de diário da dor de cabeça

Paciente:　　**Mês:**　　**Ano:**

Dias	1	2	3	4	5	6	7	8	9	10	11	12	13	14	15	16	17	18	19	20	21	22	23	24	25	26	27	28	29	30	31
Madrugada (0-6)																															
Manhã (6-12)																															
Tarde (12-18)																															
Noite (18-24)																															
Sono																															
Um lado (D ou E)																															
Dois lados																															
Dor em pressão/aperto																															
Dor latejante/pulsátil																															
Dor em pontadas																															
Dor piora com esforço																															
Náusea/vômito																															
Luz incomoda																															
Som incomoda																															
Aura																															
Medicação para dor																															
Resultado (++/+/-)																															
Menstruação																															
Fator desencadeante																															

1= Dor fraca (não interfere em suas atividades)　　**2= Dor moderada** (interfere mas não impede suas atividades)　　Índice de cefaleia=　　Períodos=
3= Dor forte (impede suas atividades)　　Dias sem cefaleia=

Atenção: 1- Anote os fatores desencadeantes de cefaleia que você identificou, bem como o nome das medicações tomadas nas crises.
2- Não esqueça de preencher este diário ou de levá-lo às consultas de retorno; as anotações nele contidas são fundamentais para o tratamento.

Na hora de preencher o diário, uma dica importante: não deixe as anotações para depois, porque a memória do ser humano para dores é ruim. Trata-se de um mecanismo de proteção, já que evocar a sensação dolorosa repetidamente causaria muito sofrimento e estresse.

Não por acaso, as pessoas costumam se esquecer da intensidade da dor do parto ou da cólica renal depois de um tempo. Por isso, o ideal é alimentar o diário assim que a crise se instala.

COMO TRATAR

Conforme explicamos nos capítulos anteriores, buscar auxílio médico para tratar a enxaqueca é fundamental. Tomar remédios por conta própria frequentemente resulta em um abuso de analgésicos que acaba agravando o problema, transformando-o numa dor de cabeça crônica diária. Por outro lado, ficar resistindo à dor e esperar que ela passe sozinha também não é boa ideia. Afinal, quando a pessoa finalmente resolve ceder aos remédios, eles demoram mais a fazer efeito, e as crises acabam durando mais tempo. Além disso, a constante inflamação do sistema nervoso central causada por crises de enxaqueca muito frequentes deixa o cérebro mais propenso a crises. Ou seja, muita dor leva a mais dor.

A longo prazo, a enxaqueca que não recebe o tratamento adequado pode comprometer muito a qualidade de vida da pessoa, diminuindo a produtividade no trabalho, afetando relações pessoais e dificultando a vida social. Sem falar nos outros problemas de saúde que acabam surgindo em decorrência dela – insônia, depressão, gastrite, dores musculares, obesidade, hipertensão, colesterol alto e doenças cardiovasculares podem acabar se manifestando como uma reação ao aumento do nível de estresse no organismo provocado pelas dores de cabeça frequentes.

O tratamento da enxaqueca tem duas facetas importantes: o *tratamento agudo*, ao qual se recorre quando a crise já foi desencadeada, e o *tratamento preventivo*, cujo objetivo é tentar evitar que as crises apareçam. Quando a enxaqueca se manifesta no máximo duas a três vezes ao mês, trabalha-se apenas com o tratamento agudo. Mas se o problema se torna mais frequente que isso, é preciso entrar com o arsenal da terapia preventiva.

As duas modalidades de tratamento possuem estratégias diversas, incluindo ou não o uso de medicações. A seguir, apresentamos os principais recursos de cada uma delas.

DURANTE A CRISE - TRATAMENTO AGUDO

Conhecer bem a própria dor, em sua progressão de intensidade, é importante para combater a crise de enxaqueca de maneira apropriada – sem subestimá-la, mas também sem ficar repetindo doses de medicamentos antes que tenham tempo de fazer efeito.

Quando a dor de cabeça está bem no início, ainda leve, ou quando está começando a se anunciar, com o surgimento da aura, pode-se tentar abortar a dor com uma compressa de gelo no local, uma massagem leve nas têmporas ou exercícios que alonguem a coluna e diluam eventuais tensões musculares causadas pela má postura. Um gole de café ou de algum chá estimulante

– preto, verde ou mate – também pode ajudar nos casos em que a pessoa já tem o hábito de consumir essas bebidas, já que a falta delas pode atuar no desencadeamento de uma crise. Aquela enxaqueca que surge sempre no fim de semana pode ser sinal da falta do cafezinho do escritório.

Com o tempo, o sujeito vai percebendo se recursos desse tipo funcionam ou não para ele e avalia se vale a pena insistir em alguma estratégia mais natural antes de lançar mão dos remédios. A dor de cabeça costuma ter um padrão de resposta – se não reagiu bem a esses recursos em três tentativas, provavelmente não vai passar a responder a eles de uma hora para outra. Nesse caso, faça do uso adequado da medicação seu melhor aliado. Lembre-se: a dor usualmente chega ao seu pico em até 2 horas. O melhor é tentar controlar a crise dentro desse prazo.

Uso de medicamentos

Entre os medicamentos indicados para o tratamento agudo da enxaqueca, podemos usar os anti-inflamatórios não hormonais, os analgésicos ou os triptanos, devendo a escolha ser feita por um médico, de acordo com o paciente. Deixamos aqui uma estratégia sugerida pelos autores, mas que não necessariamente precisa ser seguida em todos os casos.

- A primeira opção seria iniciar com os medicamentos da classe dos triptanos (comercialmente denominados Naramig, Sumax, Zomig ou Maxalt). Criados especialmente para o combate à enxaqueca, eles impedem que os vasos cranianos se dilatem demais, abortando a dor de cabeça. De novo, vale a dica: não espere a dor ficar forte para tomar o medicamento. Conforme a crise avança, o corpo vai liberando maiores quantidades de adrenalina, o hormônio do estresse, e aumentando a intensidade da sensação dolorosa. Resultado: uma vez que ganha território, a dor demora mais a reagir à medicação. Uma crise que poderia durar 2 horas acaba persistindo o dia todo. Por isso, a quem sofre de enxaqueca, recomenda-se: carregue ao menos um comprimido na bolsa para não ser pego de surpresa e acabar ficando em maus lençóis.

Um comprimido da classe dos triptanos deve melhorar significativamente a dor em até 30 minutos. Em geral, a dor desaparece em até uma hora. Mas, caso o remédio não faça efeito já na primeira meia hora, é o caso de recorrer a um anti-inflamatório não hormonal (aspirina, ibuprofeno ou naproxeno) ou a um analgésico simples (paracetamol ou dipirona) ou ainda a medicações que combinem princípios anti-inflamatórios ou relaxantes musculares e analgésicos (como Neosaldina e Dorflex).

Se, passados mais 90 minutos, a crise ainda não regredir, pode-se tomar uma segunda dose do triptano – a dose máxima diária desse tipo de medicamento é de dois comprimidos. Daí em diante, caso a dor persista, a sequência recomendada é repetir o anti-inflamatório não hormonal junto com um relaxante muscular ou partir para analgésicos mais potentes, como os corticoides, os neurolépticos e os opioides.

Se, mesmo depois de toda essa saga, a crise ainda não tiver ido embora, uma das saídas é ir para o hospital tomar medicação intravenosa, de ação mais rápida. A essa altura, a dor já deve ter atingido uma intensidade de 7 ou 8. Recorrer ao pronto-socorro também é indicado quando a dor vem acompanhada de muitos vômitos, que impedem a pessoa de tomar medicação via oral.

Enquanto a crise não passa, evite se expor à luz e ao excesso de barulho, pois esses estímulos pioram a dor de cabeça. Insistir em terminar uma tarefa do trabalho ou de casa antes de se resguardar num ambiente tranquilo é uma estratégia que geralmente dá muito errado – o sujeito acaba prolongando a crise e perdendo mais tempo produtivo.

A escolha da medicação deve estar sempre baseada na prescrição médica, considerando sempre se há alergia ou contraindicação ao uso de alguma dessas classes de medicamento. Por isso, é muito importante o contato direto com o profissional de saúde durante o tratamento das primeiras crises até que seja encontrado o melhor esquema terapêutico.

A escalada da dor (e do tratamento agudo)

Na Tabela 8.1, ao lado, apresentamos um guia prático de como combater a crise de enxaqueca em cada momento da dor, considerando uma escala de 0 a 10 (em que 0 corresponde ao estágio sem dor, mas com sintomas da aura, e 10 equivale à pior dor da vida).

TABELA 8.1 A escalada da dor

Intensidade da dor	O que se pode fazer	Quanto tempo esperar pelo efeito
0 com aura ou 1 a 2	- Compressa de gelo no local da dor - Massagem leve nas têmporas - Exercícios de alongamento para a coluna - Tomar um gole de café ou chá estimulante (preto, verde ou mate), caso já faça uso dessas bebidas ou Partir direto para a fase seguinte, caso já tenha testado essas estratégias em outras crises, sem sucesso	O suficiente para a dor desaparecer ou passar para a intensidade 3
0 a 3	Tomar um comprimido da classe dos triptanos (Naramig, Sumax, Zomig ou Maxalt)	30 minutos
4 a 5	Tomar um anti-inflamatório não hormonal (aspirina, ibuprofeno ou naproxeno) ou Tomar um analgésico simples (paracetamol ou dipirona) ou Tomar um comprimido que combine princípios anti-inflamatórios e analgésicos.	90 minutos
5 a 6	Tomar mais um comprimido da classe dos triptanos (Naramig, Sumax, Zomig ou Maxalt)	30 minutos
6	Repetir o anti-inflamatório não hormonal junto com um relaxante muscular	30 minutos
6 a 7	Partir para analgésicos mais potentes, como os corticoides e os opioides	30 minutos
7 (ou antes, caso haja vômito, impedindo de tomar medicação oral em casa)	Ir para o hospital tomar medicação intravenosa	A critério do médico

PARA EVITAR A CRISE – TRATAMENTO PREVENTIVO

A escolha por fazer ou não um tratamento preventivo contra a enxaqueca começa pela identificação de sua necessidade. Médico e paciente precisam, juntos, avaliar se vale a pena tomar remédio sem estar com dor de cabeça para evitar que ela se manifeste. Em geral, recomenda-se o tratamento preventivo quando a enxaqueca passa a comprometer a qualidade de vida, prejudicando o bem-estar físico e emocional, a vida prática e as relações familiares, sociais e amorosas. Normalmente, isso ocorre quando a pessoa tem pelo menos três crises ao mês.

Assim como no tratamento agudo, o tratamento preventivo inclui medicamentos e outros recursos. Esses outros recursos são tão ou mais importantes que o medicamento, pois apresentam grande eficácia e evitam que se precise recorrer cada vez mais a medicamentos no futuro. As principais estratégias utilizadas para evitar as crises estão especificadas a seguir.

Correção postural

Praticar exercícios físicos que ajudem a manter a coluna cervical alinhada, sem tensões e lesões, contribui para eliminar um dos fatores desencadeantes da enxaqueca. As práticas mais adequadas a essa finalidade são os exercícios aeróbicos e aqueles que, ao trabalhar a musculatura profunda, ajudam a manter uma boa postura.

Dieta sem alimentos que estimulem o cérebro

Nas pessoas que têm enxaqueca, certas estruturas cerebrais funcionam de maneira desregulada, hiper-reativa, interpretando como ameaças algumas substâncias presentes nos alimentos e nas bebidas. A reação a essas "ameaças" vem em forma de dor de cabeça. Portanto, evitar o consumo dessas substâncias tanto quanto possível ajuda a diminuir as crises. Bebidas alcoólicas, queijo, chocolate, carne, adoçantes do tipo aspartame e alimentos industrializados contendo um realçador de sabor chamado glutamato monossódico, por exemplo, são nocivos para muitos dos pacientes com enxaqueca. Mas cada um precisa observar, individualmente, o que de fato lhe faz mal. Preencher um diário da dor de cabeça ajuda a reconhecer os gatilhos alimentares da doença (saiba como preencher o diário da dor de cabeça no capítulo 7). Evitar períodos prolongados de jejum também é importante.

Sono adequado

Conforme vimos no capítulo 5, sobre as causas e os gatilhos da enxaqueca, ter um sono de má qualidade pode bagunçar o relógio biológico e acionar o reflexo neurológico que desencadeia a enxaqueca. Dormir demais, dormir de menos, dormir mal ou mudar bruscamente o horário de ir para a cama – tudo isso pode fazer mal. Uma boa pedida para quem sofre de enxaqueca é praticar a chamada higiene do sono, que consiste em dormir sempre no mesmo horário, fugir das refeições pesadas e do consumo de álcool perto do horário de ir para a cama, evitar o uso de aparelhos eletrônicos no quarto e tomar um banho morno cerca de 2 horas antes de ir dormir, por exemplo.

Técnicas de relaxamento

Para combater a tensão física e emocional, que pode atuar como desencadeante da enxaqueca, são muito úteis algumas práticas que possuem efeito relaxante, como acupuntura, ioga, meditação e massagens. A massagem deve ser leve, para não machucar a musculatura e acabar produzindo mais tensões. No caso da ioga, é preciso apenas tomar cuidado com posturas que possam sobrecarregar a coluna cervical, como algumas inversões, em que o praticante fica de ponta-cabeça sustentado pela força dos braços e pela coluna cervical. A psicoterapia, embora não seja uma técnica de relaxamento, também pode ajudar a diluir conflitos que trazem ansiedade.

Medicamentos diversos

Não existem remédios desenvolvidos especificamente para a prevenção da enxaqueca. Mas há vários medicamentos originalmente criados para tratar outras doenças que atuam em estruturas e mecanismos envolvidos na dor de cabeça, ajudando a evitá-la. Portanto, não estranhe se seu médico receitar um antidepressivo, um anti-hipertensivo ou um anticonvulsivante – são essas as três principais classes de remédio usadas na prevenção da enxaqueca.

- **Antidepressivos:** alguns dos remédios usados no tratamento da depressão têm ação sobre a serotonina, principal substância envolvida na transmissão do reflexo neurológico que dispara a dor da enxaqueca. Os antidepressivos da classe dos tricíclicos, mais antiga, são mais eficazes na prevenção desse tipo de dor de cabeça. Já os antidepressivos da família do Prozac devem ser evitados, pois podem piorar o problema.
- **Anti-hipertensivos:** os chamados betabloqueadores e os bloqueadores dos canais de cálcio, a princípio utilizados para regular a pressão alta, atuam no componente vascular da enxaqueca, evitando que os vasos sanguíneos da cabeça se dilatem além da conta e desencadeiem a crise.
- **Anticonvulsivantes:** alguns medicamentos aplicados no controle de convulsões ajudam a deixar os neurônios menos excitados e menos sensíveis a estímulos, auxiliando na prevenção das crises de dor de cabeça. Desse grupo, o topiramato é o remédio o mais utilizado.

As três classes de medicamento acima têm eficácia semelhante e são escolhidas pelo médico de acordo com o perfil do paciente e com os efeitos colaterais que possam causar. Para uma pessoa que já possui a pressão baixa, por exemplo, o neurologista provavelmente não terá nos anti-hipertensivos a sua primeira opção. Para outra que está acima do peso, o médico precisa ponderar se o antidepressivo não vai agravar o problema. Em todo caso, pode ser necessário fazer testes, visto que a reação de cada organismo aos remédios é diferente.

Se na família do paciente há outras pessoas com enxaqueca, pode ser útil se informar sobre a medicação que tomam e se elas controlam a doença de maneira eficaz. Embora não seja adequado pegar emprestado o remédio do outro, pode haver um padrão de resposta familiar aos medicamentos que ajudará o médico na hora da escolha.

O tratamento preventivo geralmente começa a fazer efeito em alguns dias, mas, a depender do medicamento escolhido, os benefícios podem levar até três semanas para serem notados. Depois que o remédio começa a funcionar, o médico costuma manter seu uso por pelo menos seis meses para que tenha um efeito sustentado. A partir daí, a dose vai sendo reduzida até o fim do tratamento.

Nesse meio-tempo, a ideia é que as crises se tornem menos frequentes e, assim, fique mais fácil identificar e evitar os fatores que desencadeiam a dor. Quando as crises são diárias, o cenário fica muito turvo, pois a dor de cabeça já não é somente uma resposta da enxaqueca a fatores desencadeantes, mas também uma reação à dependência de medicamentos e uma resposta do organismo a um estado de estresse e excitação neurológica constante. Ao final, quando a medicação for suspensa, é a mudança de hábitos – correção da postura que gera tensões musculares, noites de sono adequadas, controle da alimentação – que manterá a doença longe.

O uso preventivo de medicamentos no combate à enxaqueca é considerado bem-sucedido quando reduz a frequência e a intensidade das crises em pelo menos 50%, durante seis meses. Se for necessário prolongar o uso da medicação por períodos mais longos, não há problemas, pois as medicações são seguras para serem usadas continuamente por anos.

Toxina botulínica

Mais conhecida por seu uso estético, em que injeções são aplicadas no rosto para atenuar rugas, a toxina botulínica (comercialmente, Botox) tem diversos usos terapêuticos. Por sua capacidade de relaxar músculos contraídos, ajuda a tratar tiques e diversos distúrbios do movimento resultantes de lesões cerebrais, além de – veja só – atenuar a enxaqueca crônica. Aplicadas em cerca de 30 pontos distribuídos entre pescoço (coluna cervical), nuca, testa e laterais da cabeça (têmporas), as injeções de Botox bloqueiam a conexão entre os músculos e os neurônios, impedindo que a tensão muscular seja transmitida ao cérebro como um estímulo para desencadear a dor. A toxina botulínica também age bloqueando a sensibilidade do nervo trigêmeo, responsável por transmitir as sensações dolorosas na região da cabeça.

As aplicações são feitas em consultório com uma agulha bastante fina – mais fina que as usadas na acupuntura e na aplicação de insulina –, e o efeito dura de quatro a seis meses. Em valores de 2017, cada aplicação, incluindo o custo da substância e os honorários do profissional que realiza o procedimento, fica em torno de 4 mil reais. Como se trata de um procedimento invasivo

– pois envolve o uso de injeções –, a indicação aprovada pela Agência Nacional de Vigilância Sanitária (Anvisa) é apenas para os pacientes que não respondem bem aos medicamentos disponíveis e têm dores de cabeça muito frequentes (pelo menos 15 dias ao mês há mais de três meses). Metade dos pacientes que não respondem a nenhuma outra medicação tem a intensidade da dor e o número de crises reduzidos de maneira satisfatória com o uso da toxina botulínica.

Estimulação elétrica transcutânea

Apesar do nome complicado, a estimulação elétrica transcutânea nada mais é que o mecanismo de ação de um aparelhinho parecido com uma viseira, movido a bateria e acionado por um único botão, que pode ser usado em casa para ajudar no combate à enxaqueca. Ele possui um eletrodo – um adesivo autocolante – que, posicionado no centro da testa, emite sinais elétricos para o nervo trigêmeo, aquele responsável por transmitir as sensações dolorosas na região da cabeça. "Distraído" pelos estímulos elétricos, o nervo trigêmeo fica menos sensível aos estímulos que tradicionalmente acionam a crise de enxaqueca (excesso de barulho e luz, cheiros fortes, certos tipos de alimento etc.).

A sensação que se tem com o disparo dos sinais elétricos é de um formigamento, como aquele que se sente durante o uso de aparelhos de fisioterapia (Tens) voltados a combater a dor causada por tendinites e outros processos inflamatórios. A recomendação é fazer sessões de 20 minutos, uma a três vezes ao dia. Em valores de 2017, o aparelho custa cerca de 2 mil reais e há um custo mensal de cem reais com os eletrodos, que precisam ser substituídos após algum tempo de uso.

A estimulação elétrica transcutânea geralmente funciona como um recurso complementar aos remédios de uso preventivo, mas há pessoas que preferem não tomar medicamentos e conseguem controlar a enxaqueca com o uso do aparelho aliado a mudanças de hábito.

ANAGRAMA "BEM-ESTAR"

Como vimos, o tratamento da enxaqueca não se restringe ao uso de medicações. É muito importante a adoção das outras medidas para que a melhora da doença ocorra, principalmente nos casos mais crônicos e refratários. Para ajudar na memorização, foi criado o anagrama "bem-estar", que resume as principais medidas para tratamento da enxaqueca:

- **B Bebidas**. Atenção sobretudo ao abuso de café e álcool, que são muito relacionados a descompensação e cronificação da enxaqueca. Chá-preto, chá-verde, guaraná e outras bebidas estimulantes também devem ser evitados.
- **E Estresse**. Tanto o estresse físico (como exercícios extenuantes, jornadas muito duras de trabalho) quanto o emocional devem ser, dentro do possível, evitados ou minimizados. Atividades de relaxamento e psicoterapias podem auxiliar.
- **M Medicamentos**. Evitar o abuso de analgésicos e o uso de anticoncepcionais hormonais combinados (este último principalmente no caso de quem tem enxaqueca com aura).

E Exercício físico aeróbico. Recomenda-se no mínimo 30 minutos de exercício, três a quatro vezes por semana – evitando, é claro, atividades extenuantes que possam desencadear crises.

S Sono. É essencial ter uma boa qualidade e uma quantidade certa de sono (tanto muito quanto pouco sono podem atrapalhar).

T Tratamento medicamentoso. A boa adesão à medicação profilática é fundamental, assim como o uso correto das medicações abortivas, ou seja, aquelas que interrompem a dor (evitando o abuso, e sempre tomando o remédio o mais perto possível do início da dor).

A Ansiedade e depressão. São fatores muito relacionados a dores em geral, principalmente a enxaqueca crônica. Por atuarem como perpetuadores da dor, em situação de dor crônica devem ser sempre tratados, mesmo quando leves.

R Refeições. Grandes períodos de jejum e alimentos que funcionam como gatilho devem ser evitados. Uma boa alimentação, rica em frutas e verduras, parece contribuir para o controle da enxaqueca crônica.

9
DORES DE CABEÇA RARAS

Entre as dores de cabeça primárias – aquelas considera-
das benignas, que são a doença em si, e não um sintoma de
outra enfermidade mais grave –, a mais frequente é a tensional. Fortemente associada ao estresse, ela provoca uma
sensação de aperto na cabeça e acomete 70% das pessoas
em algum momento da vida. Ela possui algumas diferenças
em relação à enxaqueca, como vemos na Tabela 9.1.

Em segundo lugar, vem a enxaqueca, que possui as
características descritas ao longo deste livro e atinge entre
15% e 20% da população. Os outros 10% a 15% correspon-
dem às chamadas dores de cabeça raras. É sobre elas que
falaremos neste capítulo.

DOR DE CABEÇA EM SALVAS

A cefaleia em salvas (ou seja, em séries) é a mais comum
das dores de cabeça raras, atingindo de 1 a 4 pessoas em
cada mil, sobretudo homens com mais de 40 anos que têm o
hábito de fumar e beber com frequência. Algumas pessoas a
confundem com a enxaqueca, por compartilhar algumas de
suas características – especialmente a dor intensa e latejante –,
mas há diferenças claras entre elas.

TABELA 9.1 Enxaqueca × Dor de cabeça tensional

	Enxaqueca	Dor de cabeça tensional
Prevalência na população geral	20%	70% (em algum momento da vida)
Intensidade da dor	Moderada a forte	Fraca a moderada
Tipo de dor	Latejante	Aperto na cabeça
Localização da dor	Em apenas um dos lados ou dos dois lados da cabeça (pode ir da testa à nuca)	Geralmente nos dois lados da cabeça
Tempo de duração da crise	4 horas a 3 dias	30 minutos a 7 dias
Outras características comuns	Pode causar náuseas e vômitos, além de ser agravada mediante exposição à luz e a barulhos e com esforço físico durante a crise, como subir escadas ou caminhar.	Pode causar náuseas, mas não vômitos. Pode ser agravada mediante exposição à luz e a barulhos. Não piora com esforço físico rotineiro, como subir escadas ou caminhar.

Na crise de enxaqueca, a pessoa fica tão sensível a estímulos sonoros e luminosos que a tendência é querer ficar bem quietinha, num quarto escuro e silencioso. Já a dor de cabeça em salvas deixa a pessoa muito agitada, a ponto de querer bater a cabeça na parede.

Enquanto a dor da enxaqueca é sempre latejante, as salvas podem vir também em pontadas. A enxaqueca afeta um ou os dois lados da cabeça; já a cefaleia em séries dói *sempre* do mesmo lado, podendo se concentrar atrás do olho, na testa e/ou na têmpora (região lateral da cabeça, acima da orelha). O olho do lado acometido pela dor costuma ficar vermelho e lacrimejante e a pálpebra, caída. É comum que a narina do mesmo lado apresente secreção.

Em geral, a dor da cefaleia em salvas é ainda mais intensa que a da enxaqueca. Em compensação, dura menos tempo: de 15 minutos a 1h30, podendo ocorrer até oito vezes ao dia, durante o período máximo de um mês. A enxaqueca nunca se manifesta mais de uma vez ao dia – ocorre, em média, duas vezes ao mês, cada episódio com duração de 4 horas a 3 dias.

A cefaleia em salvas ocorre preferencialmente durante o sono, quando a respiração se torna mais superficial e a quantidade de oxigênio disponível no cérebro diminui, provocando a sensação de dor de cabeça em pessoas que são mais sensíveis a essa variação. Também acomete com maior frequência pessoas que têm apneia do sono, justamente porque esse distúrbio desregula o ritmo respiratório quando se está dormindo e acentua a queda nos níveis de oxigênio disponível para o cérebro. É ainda propícia a ocorrer durante viagens de avião, por causa do ar rarefeito no interior das aeronaves. Comumente, repete-se numa mesma época do ano. Já os episódios de enxaqueca não têm característica de sazonalidade, estando associados a gatilhos diversos que podem acionar a crise a qualquer tempo.

A dor da cefaleia em salvas passa com a inalação de oxigênio puro, disponível em prontos-socorros – o difícil é chegar ao hospital e ser atendido antes que a crise termine por si só. Outras opções para combater a dor são os analgésicos da classe dos triptanos, que atuam como constritores dos vasos sanguíneos da cabeça e devem ser administrados por via intranasal ou injeção subcutânea, de ação mais rápida. Na falta dessas opções, analgésicos e anti-inflamatórios comuns ajudam a trazer alívio.

O mais indicado, no entanto, é fazer a prevenção das crises – o que se torna possível quando se identifica a época do ano em que esse tipo de cefaleia costuma se manifestar. Nesse caso, o medicamento preventivo mais utilizado é o Verapamil.

DOR DE CABEÇA DA TOSSE

Quando não é sintoma de tumor ou malformação cerebral, conforme apontaremos no próximo capítulo, a chamada *dor de cabeça da tosse* – também acionada por espirros e outras situações que aumentam a pressão interna na cabeça – em geral não precisa de tratamento, pois tende a desaparecer sozinha em poucos minutos. Se perdurar um pouco mais e incomodar, pode ser aliviada com analgésicos comuns.

DOR DE CABEÇA DO EXERCÍCIO FÍSICO

Uma dor de cabeça de intensidade leve a moderada que surge durante ou logo após a prática de uma atividade física e desaparece espontaneamente (ou com analgésicos comuns) dentro de 48 horas não deve ser motivo para preocupação – mas, no primeiro episódio da vida, recomenda-se procurar atenção médica para afastar uma cefaleia secundária (ver capítulo 10). A dor de cabeça do exercício pulsa nos dois lados da cabeça e manifesta-se com maior frequência em lugares de clima quente e altitude elevada, acometendo algo em torno de 1% a 2% da população. Embora possa afetar pessoas sem histórico de qualquer tipo de dor de cabeça, é mais comum em quem tem enxaqueca.

DOR DE CABEÇA SEXUAL

Uma inusitada dor surge na região da nuca ou na cabeça como um todo à medida que a pessoa vai ficando mais excitada durante a relação sexual. Em alguns casos, surge explosiva durante o orgasmo, podendo durar de 1 minuto a 24 horas com forte intensidade. Uma dor residual pode persistir por até 72 horas. Se isso lhe acontecer pela primeira vez na vida, procure um médico para excluir a ocorrência de uma hemorragia no cérebro. Descartado um problema mais sério, relaxe. Entre 1% e 3% da população tem pelo menos um episódio desse tipo de cefaleia durante a vida, sobretudo os homens, independentemente do tipo de atividade sexual praticada. Curiosamente, as pessoas que têm dor de cabeça sexual não costumam sofrer com o incômodo durante outros tipos de atividade física – somente durante o sexo.

Em geral, o tratamento é feito com o uso de analgésicos e anti-inflamatórios antes da relação sexual. Nos casos em que a pessoa tem mais de duas crises por semana, é preferível o uso preventivo do anti-hipertensivo propranolol, porque o abuso de analgésicos tende a piorar dores de cabeça em geral, tornando-as crônicas.

Os episódios de dor de cabeça sexual podem ocorrer durante um ano e depois desaparecer espontaneamente ou tornar-se crônicos, como ocorre em aproximadamente 40% dos casos.

A hipótese sobre a origem desse tipo de cefaleia – e também das dores de cabeça do exercício físico e da tosse – é que ocorre uma transmissão indevida da pressão abdominal para o crânio, por causa de uma falha nas válvulas das veias jugulares que normalmente controlam o fluxo sanguíneo em direção à cabeça.

Embora a dor de cabeça do tipo sexual possa acometer pessoas sem histórico de cefaleias de qualquer gênero, é mais comum em quem tem enxaqueca.

DOR DE CABEÇA DO SORVETE

A chamada *dor de cabeça do sorvete* é, na verdade, toda dor de cabeça desencadeada por um estímulo frio, seja através da ingestão de alimentos gelados, exposição a um inverno rigoroso ou um mergulho em águas profundas, por exemplo. Acomete especialmente pessoas que não estão habituadas a essas baixas temperaturas.

Trata-se de uma dor de cabeça intensa, que se manifesta com sensação de pontada na testa ou nas têmporas. Geralmente vai embora sozinha em até 30 minutos depois que a pessoa se aquece, mas pode valer a pena prevenir esse tipo de dor de cabeça com o uso de anti-inflamatórios se a exposição a baixas temperaturas é inevitavelmente frequente ou prolongada.

DOR DE CABEÇA DOS ÓCULOS

Esse tipo de dor de cabeça pode ser acionado por qualquer elemento que provoque uma pressão na cabeça ou puxe as raízes do cabelo, como presilhas, elásticos, grampos, bonés, faixas ou óculos. A dor costuma melhorar em até uma hora depois de retirado o acessório, sem necessidade de remédios.

DOR DE CABEÇA HÍPNICA

A também chamada *dor de cabeça do despertador* é – acredite se quiser – induzida pelo sono. Assim como a cefaleia em salvas, costuma acordar o sujeito durante o repouso, mas é de intensidade mais leve. Geralmente surge na segunda metade da noite, pelo menos dez vezes ao mês, durando entre 15 minutos e 1h30. A sensação é de pontada ou pressão nos dois lados da cabeça. Os medicamentos mais utilizados para aliviar esse tipo de dor de cabeça são os anti-inflamatórios. O lítio (um regulador do humor) e o hormônio melatonina podem ser utilizados como prevenção.

DOR DE CABEÇA CONTÍNUA

Conhecida no meio médico como *hemicrânia contínua*, esse tipo de cefaleia é basicamente uma dor que incomoda em tempo integral, sem trégua. A sensação dolorosa costuma ser "espalhada" pela cabeça, mas sempre do mesmo lado. É mais frequente em mulheres jovens e adultas.

Na maior parte do tempo costuma ser de intensidade leve, mas há períodos de exacerbação em que pode ficar mais forte. Especialmente nesses momentos, é acompanhada de sinais autonômicos no olho do lado acometido pela dor, como lacrimejamento, vermelhidão, pálpebra caída ou "apertada" (quando os olhos ficam inchados e levemente fechados). Também pode haver inquietude. Todos esses sintomas costumam ser transitórios.

Essa cefaleia responde bem a analgésicos e anti-inflamatórios comuns, mas reage de forma especialmente rápida a um tipo específico de anti-inflamatório chamado indometacina.

A causa da hemicrânia contínua está relacionada a distúrbios do nervo trigêmeo, nervo da face com ramificações para os olhos, o maxilar superior e a mandíbula. Por ser muito raro, esse tipo de dor de cabeça é pouco considerado pelos médicos na hora de fazer o diagnóstico. Os pacientes se consultam, em média, com sete neurologistas antes de receber o diagnóstico e tratamento corretos.

Como a maioria das cefaleias raras, essa também necessita de investigação para descartar a possibilidade de ser um sintoma de doenças graves.

SÍNDROME SUNCT

A síndrome SUNCT (sigla, em inglês, para cefaleia de curta duração unilateral neuralgiforme com hiperemia conjuntival e lacrimejamento) é um quadro dramático de dor que se repete com intensidade forte várias vezes ao dia, podendo atacar até 20 vezes por hora. Ocorre sempre do mesmo lado da cabeça, na região da testa e/ou atrás do olho, e se manifesta na forma de choques, pontadas ou agulhadas. A sensação pode ser de uma dor única ou de várias dores curtíssimas que se manifestam de forma ritmada no mesmo lugar. A duração da dor geralmente varia entre 1 segundo e 10 minutos a cada episódio.

Assim como na cefaleia em salvas e na hemicrânia contínua – que, por afetarem estruturas semelhantes do cérebro, são da mesma família –, pode haver lacrimejamento no olho do mesmo lado da dor. Eventualmente, o olho pode também ficar vermelho, com a pálpebra caída ou a pupila contraída.

A dor de cabeça SUNCT, também relacionada a distúrbios do nervo trigêmeo, pode surgir de forma espontânea, sem explicação aparente, ou ser desencadeada pelo toque em algum local sensível da face (frequentemente a bochecha ou a ponta do nariz), ou ainda pela mastigação, quando o céu da boca é estimulado.

O quadro, às vezes, é muito parecido com a chamada *neuralgia do trigêmeo*, que afeta o nervo responsável por controlar a sensibilidade na região da face e a musculatura da mastigação. A neuralgia do trigêmeo, porém, pode se manifestar em outras áreas da face além da região da testa e dos olhos e acomete com maior frequência pessoas acima de 60 anos, além de geralmente ter uma duração mais prolongada e outros sintomas associados, como formigamento e queimação na face. A SUNCT pode ser confundida ainda com a cefaleia em salvas, em função das dores em sequência e dos sintomas no olho. A diferença crucial entre elas é o tempo de duração e a frequência das crises – mais curtas e recorrentes na SUNCT. A ocorrência da cefaleia em salvas na população também é maior – entre as dores de cabeça raras, ela é a mais comum. Distinguir cada um desses tipos de dor de cabeça é muito importante, pois o tratamento é diverso.

A síndrome SUNCT pode ser primária, ou seja, ela em si é a doença, ou pode estar associada a outros problemas, como alterações no nervo trigêmeo ou na glândula hipófise, também conhecida como glândula-mãe, por controlar o funcionamento de diversas glândulas responsáveis pela secreção dos hormônios no organismo. É necessário realizar exames de imagem para descartar essas e outras possíveis alterações de fundo.

O tratamento da SUNCT é feito com medicamentos da classe dos anticonvulsivantes, como lamotrigina, gabapentina ou topiramato.

DOR DE CABEÇA DO FURADOR DE GELO

O nome desse tipo raro de dor de cabeça foi criado a partir dos relatos de pacientes acometidos, que a descrevem como a sensação de ter recebido um golpe na cabeça com um objeto pontudo, como um furador de gelo. Pelo mesmo motivo, é também conhecida como *cefaleia em facadas*.

A dor é limitada a uma região pequena, geralmente no couro cabeludo (nunca na região da face), e costuma ter intensidade moderada, com duração de poucos segundos. A frequência é muito irregular, mas sempre se limita a poucos episódios por dia. Pode se manifestar como um único golpe ou como uma série de golpes.

É mais frequente nas pessoas que sofrem de enxaqueca, em comparação com a população geral. Como a duração da dor é muito curta, na maioria das vezes não há necessidade de tratamento. Porém, se os episódios são muito recorrentes e/ou incomodam demais o paciente, pode-se fazer uso preventivo de analgésicos e anti-inflamatórios. A duração do tratamento profilático deve ser definida pelo médico. Causas secundárias também devem ser descartadas, principalmente quando a dor é fixa em uma localização, pois pode indicar a ocorrência de um abcesso local ou de um tumor benigno.

* * *

A Tabela 9.2, das páginas 105 a 107, ajuda a distinguir cada uma das dez dores de cabeça raras apresentadas, nos casos em que são primárias. O intuito de apresentar esse quadro é ajudar a esclarecer as diferenças entre cada tipo de cefaleia rara. Mas é importante não fazer autodiagnóstico, até porque os sintomas de várias delas coincidem com os de dores de cabeça malignas (ver próximo capítulo). No caso de uma dor nova com os sinais apresentados acima, procure um médico para que ele descarte qualquer problema mais grave. E não abuse dos analgésicos, pois eles pioram a dor de cabeça, podendo levar a um quadro de cefaleia crônica diária.

TABELA 9.2 Como diferenciar dores de cabeça raras benignas

Tipo de dor de cabeça	Dor de cabeça em salvas	Dor de cabeça da tosse	Dor de cabeça do exercício físico
Quem é mais acometido	Homens acima dos 40 anos (sobretudo com hábito de fumar e consumir bebidas alcoólicas regularmente)	Homens jovens e adultos	Pessoas que têm enxaqueca
Onde dói	Na testa ou na lateral da cabeça, sempre do mesmo lado	Na parte de trás ou de cima da cabeça	Em toda a cabeça
Como dói	Sensação de pontada ou de latejamento	Sensação de peso ou aperto	Sensação de latejamento (dor pulsátil)
Intensidade da dor	Forte a muito forte	Moderada	Forte
Quando surgem as crises	Comumente numa mesma época do ano e durante o sono	Ao espirrar, tossir, assoar o nariz ou realizar atividades em que se faz o movimento de assoprar ou prender o ar com a boca e o nariz tampados, aumentando a pressão interna na cabeça	Durante a prática de exercícios físicos, à medida que aumenta o esforço. Manifesta-se com maior frequência em lugares de clima quente e altitude elevada
Duração da crise	15 minutos a 1h30	De alguns minutos a 2 horas	Em geral, desaparece sozinha em até 48 horas após o fim do exercício físico
Frequência das crises (sem tratamento)	Varia de 1 crise a cada 2 dias até 8 crises ao dia, durante 2 semanas a 1 mês	A depender da frequência com que a pessoa carrega peso, tosse, espirra, defeca ou faz outras manobras que aumentam a pressão interna na cabeça	Conforme a frequência da prática de atividades físicas
Sintomas além da dor de cabeça	Olho vermelho e lacrimejante, pálpebra caída, nariz escorrendo e inquietude	Às vezes, tontura passageira	Às vezes, tontura passageira
Tratamentos mais indicados para controlar a dor	Inalação de oxigênio puro e analgésicos da classe dos triptanos (via intranasal ou injeção subcutânea)	Tende a desaparecer sozinha após concluída a atividade que a desencadeou. Se persistir, pode ser aliviada com analgésicos de venda livre	Anti-inflamatórios de venda livre
Tratamentos mais indicados para evitar a dor	Verapamil (medicamento anti-hipertensivo)	Analgésicos de venda livre, por períodos de até uma semana	Propranolol (anti-hipertensivo), anti-inflamatórios ou acetazolamida (diurético)

Tipo de dor de cabeça	Dor de cabeça sexual	Dor de cabeça do sorvete	Dor de cabeça dos óculos
Quem é mais acometido	Homens (mais comum entre os que têm enxaqueca)	Homens e mulheres de todas as idades	Homens e mulheres de todas as idades
Onde dói	Em toda a cabeça ou somente acima da nuca	Na testa ou nas têmporas (laterais da cabeça, acima das orelhas)	Em toda a cabeça ou somente na testa
Como dói	Sensação de latejamento (dor pulsátil)	Sensação de pontada	Sensação de aperto
Intensidade da dor	Forte	Forte	Leve e moderada
Quando surgem as crises	Durante a excitação sexual, de forma gradual, ou na hora do orgasmo, de forma explosiva	Mediante estímulos frios (ex. ingestão de alimentos gelados, exposição a invernos rigorosos ou mergulho em águas profundas)	Mediante o uso de acessórios que pressionem a cabeça ou puxem os fios de cabelo (ex. presilhas, elásticos, bonés e faixas)
Duração da crise	De 1 minuto a 24 horas (um incômodo residual pode perdurar por 72 horas)	Costuma desaparecer espontaneamente em até 30 minutos, depois que a pessoa se aquece	A dor costuma melhorar espontaneamente em até 1 hora, depois de retirado o acessório da cabeça ou dos cabelos
Frequência das crises (sem tratamento)	Pode ocorrer durante um período de um ano e depois desaparecer ou tornar-se crônica	Varia conforme a frequência da exposição a estímulos frios	Varia conforme o uso de acessórios que pressionem a cabeça ou puxem os fios de cabelo
Sintomas além da dor de cabeça	Às vezes, tontura passageira	Às vezes, tontura e visão embaçada passageiras	Não há
Tratamentos mais indicados para controlar a dor	Analgésicos e anti-inflamatórios de venda livre	Em geral, não é necessário o uso de medicamentos	Evitar o uso de acessórios para os cabelos e a cabeça que estejam provocando o incômodo. Em geral, não é necessário o uso de medicamentos
Tratamentos mais indicados para evitar a dor	Analgésicos e anti-inflamatórios de venda livre antes da relação sexual. Se há mais de duas crises por semana, é preferível o uso preventivo do anti-hipertensivo propranolol	Se há exposição inevitável e prolongada a estímulos frios, pode-se usar anti-inflamatórios de venda livre	Se for imprescindível, anti-inflamatórios de venda livre

Dor de cabeça hípnica	Dor de cabeça contínua (hemicrania contínua)	Síndrome SUNCT	Dor de cabeça do furador de gelo
Homens acima dos 50 anos	Mulheres jovens e adultas	Homens acima dos 50 anos	Pessoas que têm enxaqueca
Em toda a cabeça ou somente na parte de cima da cabeça	Na lateral da cabeça, sempre do mesmo lado	Na região da testa e/ou atrás do olho, sempre do mesmo lado	Pequenas e variadas áreas do couro cabeludo
Sensação de pontada ou pressão	Uma dor difusa, em peso, num dos lados da cabeça. Quando a dor aumenta, pode haver sensação de latejamento	Sensação de choque, pontada ou agulhada na cabeça. A cada episódio, manifesta-se como uma dor única ou como uma série de dores curtíssimas.	Sensação de ter recebido um ou vários golpes na cabeça
Moderada a forte	Leve, na maior parte do tempo	Forte	Moderada
Durante o sono, geralmente na segunda metade da noite	Em tempo integral, sem períodos de trégua	Aleatoriamente, sem explicação conhecida, ou mediante toque em local sensível da face – como a bochecha ou a ponta do nariz –, ou ainda durante a mastigação.	Aleatoriamente
Entre 15 minutos e 1h30	O tempo inteiro	De 1 segundo a 10 minutos	Poucos segundos
Pelo menos 10 vezes ao mês	O tempo inteiro	Várias vezes ao dia, podendo chegar a 20 vezes por hora	Irregular
Não há	Nos períodos de dor mais intensa, pode haver olho lacrimejante, vermelho, com a pálpebra caída ou apertada, além de inquietude	Olho lacrimejante, vermelho, com a pálpebra caída ou a pupila contraída.	Não há
Anti-inflamatórios de venda livre	Indometacina (anti-inflamatório específico)	Medicamentos da classe dos anticonvulsivantes (lamotrigina, gabapentina ou topiramato)	Em geral, não é indicado o uso de medicação, pois a dor dura pouco. Se necessário, usar analgésicos e anti-inflamatórios de venda livre.
Lítio (regulador do humor) e melatonina (que atua na regulação do sono)	Indometacina	Anticonvulsivantes (lamotrigina, topiramato ou gabapentina)	Anti-inflamatórios de venda livre

SINAIS DE ALARME

Conforme explicamos anteriormente, a enxaqueca é uma dor de cabeça *primária*, ou seja, ela própria é a doença, e não um sintoma de outro problema de saúde. Nove em cada dez dores de cabeça são como a enxaqueca – incomodam e comprometem a qualidade de vida, mas não são capazes de causar complicações mais sérias. Exatamente por isso são chamadas pelos médicos de dores de cabeça "benignas".

O que causa maior preocupação são as chamadas dores de cabeça *secundárias* – essas, sim, podem ser sintomas de problemas graves, como tumores, coágulos, hemorragias, infecções, lesões ou inchaços no cérebro, e exigem atendimento médico de emergência. As dores de cabeça secundárias representam um em cada dez casos de dor de cabeça.

A seguir, serão apresentados os sinais de alarme que ajudam a diferenciar dores de cabeça benignas (primárias) de dores de cabeça malignas (secundárias). Se você estiver apresentando algum desses sintomas, não significa necessariamente que tem uma doença grave – em alguns casos, os sintomas de dores de cabeça benignas e malignas coincidem –, mas é preciso descartar essa hipótese, em função de um possível risco de vida ou de sequelas permanentes.

Uma dor de cabeça nova, que surgiu há menos de dois meses, é sempre motivo para ficar atento. Se sentir uma dor que nunca sentiu antes – num lugar da cabeça que nunca doeu ou que comece de uma maneira ou com intensidade diferentes – e não conseguir controlá-la com um analgésico comum, observe se identifica também algum dos sinais de alarme apresentados a seguir. Se sim, procure socorro médico imediato.

DOR DE CABEÇA SÚBITA

As dores de cabeça mais comuns costumam ir aumentando de intensidade com o passar dos minutos ou das horas. Uma dor de cabeça é considerada súbita quando sua intensidade vai do 0 ao 10 em menos de um minuto – numa escala em que 0 equivale a nenhuma dor e 10 à pior dor da vida. É uma sensação tão repentina e forte que a pessoa costuma se lembrar do que estava fazendo no exato momento em que sentiu a dor, como se tivesse levado uma pancada na cabeça. Uma dor com essas características pode ser sinal de uma hemorragia causada pela ruptura de um aneurisma, por exemplo, uma das principais causas de morte súbita.

DOR DE CABEÇA COM FEBRE

Na ausência de um quadro de gripe, sinusite ou outro problema já diagnosticado, dor de cabeça nova acompanhada de febre pode ser sinal de meningite ou de alguma outra infecção no cérebro. Requer atenção médica.

DOR DE CABEÇA COM ALTERAÇÕES MOTORAS OU NOS SENTIDOS

Dor de cabeça acompanhada por sensações de fraqueza, desequilíbrio, visão dupla, dificuldade para falar ou dormência em um dos lados do corpo pode ser um quadro de aura que precede a enxaqueca clássica, sem oferecer maiores riscos à saúde além do incômodo que representa por si só. No entanto, quando esses sintomas surgem pela primeira vez, precisam ser descartadas as possibilidades de tumor, hemorragia ou abcesso no cérebro (acúmulo de pus causado por uma complicação grave de uma meningite ou mesmo de uma infecção no dente, nariz ou ouvido).

DOR DE CABEÇA APÓS PANCADA

Se, após levar uma pancada na cabeça, surgir uma dor que não passa com analgésicos de venda livre após 48 horas, é o caso de procurar um médico. O trauma pode causar alguma lesão que resulte em sangramento ou num hematoma capaz de comprimir o cérebro e deixar sequelas, como perda de força nos braços e nas pernas e dificuldade para falar. Em alguns casos, pode até colocar a vida em risco. Atenção: o que preocupa não é aquela dor superficial, no local da pancada, que normalmente ocorre, mas sim uma dor de cabeça que vem de dentro e não passa.

DOR DE CABEÇA NA GRAVIDEZ OU NO PERÍODO PÓS-PARTO

As alterações hormonais que ocorrem naturalmente no corpo da mulher durante a gestação e nos 45 dias após o parto ampliam em cinco a sete vezes o risco de formação de coágulos sanguíneos – as chamadas tromboses. Se esse coágulo se forma em uma veia ou artéria do cérebro, causa trombose venosa cerebral (TVC) ou acidente vascular cerebral (AVC, também conhecido como derrame). A TVC tem como sintoma principal a dor de cabeça forte, que piora com o passar das horas ou dos dias (mesmo tomando analgésicos comuns). As tromboses no cérebro e os AVCs podem deixar sequelas motoras e provocar alterações na visão ou na fala, que costumam se estabelecer de forma permanente em 10% a 30% dos casos não tratados adequadamente e com a agilidade necessária.

DOR DE CABEÇA DURANTE ESFORÇO FÍSICO INTENSO

Quando uma pessoa não tem um diagnóstico de enxaqueca e tem uma dor de cabeça forte que se inicia durante a atividade física, isso pode ser sinal de uma hemorragia cerebral. Mas veja: diferentemente do que ocorre na dor de cabeça do exercício físico, explicada na p. 97, esta é uma dor forte, e não leve a moderada. Uma pessoa que tem enxaqueca e sente uma dor diferente da habitual durante o esforço físico também deve ficar atenta.

DOR DE CABEÇA EM SITUAÇÕES QUE AUMENTAM A PRESSÃO INTERNA NO CRÂNIO

Dor de cabeça que surge quando a pessoa tosse, espirra, assoa o nariz ou realiza outras atividades que aumentam a pressão interna na cabeça – encher uma bexiga, tocar um instrumento de sopro, carregar peso ou defecar, por exemplo – pode ser sintoma de tumor em uma região do cérebro chamada fossa superior, que se localiza na área da nuca. Cerca de 40% dos casos de dores de cabeça desencadeadas por essas atividades em que se faz o movimento de assoprar ou segurar o ar com a boca e o nariz tampados – chamadas no meio médico de manobras de valsalva – são causados por tumores ou malformações nessa região. Na maioria dos casos, são tumores benignos, mas às vezes é preciso extraí-los cirurgicamente, pois, ao crescerem, aumentam a pressão intracraniana, podendo causar, além das dores de cabeça, perda de força muscular, dificuldades para andar e, no extremo, levar o sujeito a um estado de coma.

Mas, calma, não há motivo para pânico: 60% das dores de cabeça que surgem em situações de aumento transitório da pressão intracraniana (ao tossir ou espirrar, por exemplo) são primárias, ou seja, não possuem uma causa por trás e, por isso, não representam risco à saúde. Mas, como prudência nunca é demais, na presença desse tipo de sintoma, é melhor procurar um médico para descartar a hipótese de algo mais sério.

DOR DE CABEÇA QUE FAZ ACORDAR NO MEIO DA NOITE

Durante o sono, a respiração se torna mais superficial, e é natural que a quantidade de oxigênio presente no organismo diminua sutilmente. Na maioria das pessoas, essa redução não causa nenhum incômodo, porque o metabolismo está reduzido como um todo. Há, no entanto, um distúrbio que provoca quedas mais bruscas no nível de oxigênio disponível para o cérebro, durante o repouso – o que causa dor de cabeça. Esse distúrbio é a apneia do sono, que se caracteriza por interrupções da respiração diversas vezes durante a noite, em pausas de pelo menos 10 segundos.

A doença é causada por condições que estreitam ou impedem a passagem de ar pelas vias respiratórias, como obesidade, crescimento das amígdalas, hipertrofia da língua (como ocorre na síndrome de Down), tumores de faringe, entre outras. O esforço que a pessoa faz para respirar e o alerta que o cérebro emite diante de uma redução mais significativa no nível de oxigênio fazem o sujeito despertar. O indivíduo com apneia do sono geralmente ronca e tem sensação de sono agitado, ficando cansado durante o dia e com certa dificuldade para se concentrar e memorizar informações. Diversos estudos indicam que a apneia do sono está associada ao aumento da incidência de infartos, derrames cerebrais e arritmias cardíacas.

A dor de cabeça que desperta a pessoa durante a noite também pode ser sinal de aumento na pressão intracraniana, causada por tumores. Se esse aumento de pressão não for significativo – o que ocorre quando os tumores ainda são pequenos, por exemplo –, não será suficiente para causar incômodos enquanto a pessoa está acordada. Mas, quando somado à redução sutil no nível de oxigênio que ocorre quando a pessoa dorme, acaba disparando a dor de cabeça que acorda o indivíduo.

As cefaleias que surgem durante o repouso podem ainda ser sinal de baixa concentração de glicose no sangue (hipoglicemia), problema que costuma afetar pessoas com diabetes, desequilíbrios hormonais ou problemas no pâncreas. A dor de cabeça, nesse caso, é parecida com aquela causada pelo jejum prolongado num dia cheio, quando a pessoa não tem nem tempo de comer.

Para diferenciar esse tipo de cefaleia da dor de cabeça hípnica, descrita na p. 100, é preciso uma investigação médica aprofundada, com avaliação neurológica, exames laboratoriais e de imagens.

DOR DE CABEÇA EM PESSOAS COM SISTEMA IMUNOLÓGICO COMPROMETIDO

Pessoas que possuem as defesas do organismo enfraquecidas pelo vírus da Aids sem tratamento adequado ou por remédios tomados para evitar a rejeição a órgãos transplantados, além de outras doenças de origem genética que debilitam o sistema imunológico, estão mais sujeitas a contrair infecções, entre elas a meningite, que se manifesta com dor de cabeça, febre e rigidez no pescoço. As chances de se contrair uma meningite causada por fungo – um tipo mais raro – são maiores nesses casos.

DOR DE CABEÇA NOS IDOSOS

Uma pessoa de mais de 65 anos que não costumava ter dores de cabeça frequentes e de repente tem uma dor que não cessa com analgésicos de venda livre precisa ficar atenta. Pessoas idosas tem um sistema imunológico menos eficaz e maior chance de surgimento de tumores.

Além disso, a cefaleia que aparece no idoso pode ser sinal de doenças reumatológicas, como a arterite temporal, uma inflamação da artéria temporal, que se situa na parte lateral da cabeça. Essa é uma doença que pode levar a complicações sérias, como infarto de retina ou do nervo óptico (possíveis causas de perda de visão).

11

DICAS DE OURO

Reunimos, neste capítulo, algumas recomendações práticas que podem ser valiosas no combate à enxaqueca – sem mitos.

1. **Não tente resistir à dor.** Diferentemente de outros tipos de dor de cabeça, como aquelas causadas por fome, frio ou privação de sono, a crise de enxaqueca não costuma passar sozinha (ou melhor, com comida, cobertor e uma boa noite de sono). Demorar para tomar o remédio só vai fazer com que a dor se torne mais forte e a medicação demore mais a fazer efeito. Crises que durariam 2 horas podem acabar durando o dia todo. E, quanto mais longa a crise, mais longa também é a sensação de "ressaca" que permanece depois dela.

2. **Durante a crise de enxaqueca, refugie-se num ambiente silencioso e escuro.** Excesso de luz e barulho pioram a crise de enxaqueca. Portanto, isolar-se num ambiente tranquilo não é frescura; isso de fato ajuda a controlar a dor.

3. **Não cometa mais de um deslize por vez.** A enxaqueca é uma doença multifatorial, e os gatilhos que atuam para desencadeá-la são muitos. Nem sempre é possível evitar todos eles, mas tentar não somar vários ao mesmo tempo ajuda. O corpo até é capaz de perdoar um pecadinho por vez – comer um pedaço de chocolate, por exemplo –, mas, se a pessoa comete vários deslizes num só dia – dorme pouco, toma vinho tinto e fica muitas horas sem comer, por exemplo –, as chances de a cabeça cobrar a conta são altíssimas. As mulheres precisam se cuidar especialmente no período pré-menstrual, quando a oscilação hormonal pode atuar como fator desencadeante sem que se possa fazer muito a esse respeito.

4. **Não tome remédios por conta própria.** Frequentemente, as pessoas com enxaqueca que se automedicam acabam consumindo doses excessivas de analgésicos, o que pode transformar um problema esporádico numa dor de cabeça diária. Além disso, certos remédios de venda livre – como os triptanos (comercialmente, Naramig, Sumax, Maxalt ou Zomig) –, se tomados além da medida por pessoas que possuem enxaqueca com aura, podem favorecer a ocorrência de AVC, pois possuem ação vasoconstritora.

5. **Mas tenha seu remédio recomendado pelo médico sempre à mão.** Conforme explicamos anteriormente, demorar para tomar a medicação só vai fazer com que a dor se torne mais forte e a medicação demore mais a fazer efeito, tornando a crise mais longa. Meia hora gasta se desvencilhando de uma tarefa para ir até a farmácia pode fazer toda a diferença.

6. **Não tenha medo de tomar medicamentos considerados fortes, se eles foram prescritos por seu médico de confiança.** Na dose certa, os analgésicos da classe dos opioides não causam dependência, apesar da fama que carregam. Ficar tentando contornar as crises com remédios mais leves que nitidamente não estão dando conta dela é pior, pois isso pode tornar o problema crônico.

7. **Não tome vários comprimidos de uma vez, esperando que a dor vá passar mais rápido.** Muitas vezes, o que faz a dor perdurar não é a quantidade de medicação insuficiente, e sim o tipo de remédio inadequado. Aumentar a dose por conta própria, além de não resolver o problema, pode sobrecarregar o estômago e o fígado. Portanto, espere o tempo de ação prevista do remédio e, se não funcionar, siga a orientação médica de utilizar outras opções (o passo a passo do tratamento agudo está no capítulo 8).

8. **Cafeína pode ajudar.** Para as pessoas que têm o hábito de tomar café ou chás estimulantes – chá-verde, preto ou mate –, um golinho de alguma dessas bebidas no início da crise pode ajudar a abortá-la. Mas atenção: é preciso moderação, pois consumir cafeína e outras substâncias estimulantes em excesso piora a enxaqueca. A dose máxima recomendada é de dois cafezinhos por dia – até as 16 horas, para não atrapalhar o sono.

9. **Um relaxante muscular no momento certo pode evitar a crise.** Um dos fatores comuns que desencadeiam a enxaqueca é a tensão, que deixa os músculos contraídos. Por isso é importante observar: se é um padrão ficar com o pescoço tenso antes de a dor de cabeça começar, por exemplo, a pessoa pode experimentar tomar um relaxante muscular assim que notar esse incômodo no pescoço, ou seja, antes que a dor de fato comece. Assim, ela pode "desistir" de vir!

10. **Um alongamento no momento certo também pode evitar a crise – no lugar do relaxante muscular.** Ficar muitas horas na frente do computador ou ao volante, por exemplo, pode tensionar a região dos ombros e da coluna cervical. A tensão, então, estende-se ao couro cabeludo e pode atuar no desencadeamento da enxaqueca. Portanto, fazer alongamentos que corrijam a postura,

algumas vezes ao dia, ajuda a manter um dos gatilhos da dor de cabeça afastados.

11. **Bebida alcoólica relaxa o espírito, mas faz doer a cabeça.** Algumas pessoas acreditam que bebidas alcoólicas consumidas com moderação podem ajudar no controle da dor de cabeça, já que relaxam após um dia pesado de trabalho. Mas não funciona bem assim. O álcool atua como um vasodilatador, provocando aquele inchaço nos vasos cranianos que causa a sensação de que o coração está pulsando na cabeça. O vinho tinto é especialmente problemático porque, além de ter o componente alcoólico, é rico em uma substância chamada tiramina, que age como um estimulante do sistema nervoso, podendo deixá-lo hiper-reativo a estímulos inofensivos que ele interpreta como ameaça, num processo parecido ao da alergia. A reação, nesse caso, não vem em forma de bolinhas na pele, mas de uma dor de cabeça pulsante.

12. **Não insista em um tratamento que não está dando certo.** A dor de cabeça costuma ter um padrão de resposta – se não reagiu bem a determinado remédio ou técnica de relaxamento após três tentativas, provavelmente não vai passar a responder de uma hora para outra. Então, não é o caso de seguir insistindo.

13. **Escolha um médico que seja seu parceiro no controle da dor.** O profissional deve estar disponível

e disposto a ajudar. É importante que, no início do tratamento, você o informe em tempo real sobre falhas ou efeitos colaterais da medicação, para que substituições e adaptações no uso dos remédios sejam feitas de forma rápida. Assim, há um alto índice de sucesso no controle das crises e evitam-se desgastes que levem ao abandono do tratamento. Se o profissional com quem você está se consultando não dá crédito às suas queixas sobre efeitos colaterais de medicamentos ou à intensidade da sua dor, considere procurar outro médico. Sem confiança mútua, fica difícil encontrar a receita certa para seu problema. O que você não deve fazer é se automedicar.

14. **Relate a seu médico os efeitos colaterais da medicação que está tomando.** Cada pessoa reage à sua maneira a medicações. Algumas têm o problema resolvido, sem nenhum efeito colateral, e outras apresentam reações que podem assustá-las, como formigamentos nos braços, sonolência, distorções na audição e na fala. A ideia é que os benefícios sejam maiores que os efeitos colaterais; portanto, se você considera que o remédio está comprometendo sua qualidade de vida, converse com seu médico sobre a possibilidade de trocá-lo. Lembre-se: faça anotações enquanto estiver sentindo o problema. Lembrar de tudo na hora da consulta é muito mais difícil.

15. **Não pense que o tratamento da enxaqueca se resume a tomar comprimidos.** Os medicamentos são poderosos aliados, mas há uma grande diversidade de recursos que ajudam a controlar esse tipo de dor de cabeça, tanto no momento da crise como para evitá-la – incluindo recursos inusitados, como aplicações de Botox e estimulação elétrica na cabeça (detalhes sobre os tratamentos no capítulo 8). Além disso, mudanças no ambiente e no comportamento se mostram tão ou mais importantes que os medicamentos para controle da enxaqueca (lembre-se do anagrama "bem-estar", apresentado na p. 91 e 92). Lançar mão só dos remédios é tão inútil quanto enxugar gelo.

16. **Receitas caseiras podem ajudar ou atrapalhar.** Compressas geladas e massagem nas têmporas, por exemplo, podem controlar a crise quando ela está bem no início. Mas não confie em todo palpite sugerido por amigos ou vizinhos. Leve a dica a seu médico e peça uma orientação técnica.

17. **Faça um diário da dor de cabeça.** Se, durante pelo menos um mês, você toma nota de datas e horários de todas as suas crises de enxaqueca, acompanhados de observações sobrea intensidade da dor, a qualidade de seu sono, sua alimentação, os períodos de jejum, os eventos de estresse e outros fatores que possam ter agido

naquele dia para desencadear a crise, vai começar a identificar gatilhos – ou combinações deles – que até então haviam lhe passado despercebidos. E assim fica mais fácil evitá-los (um modelo de diário está disponível no capítulo 7).

18. **Tenha uma boa dose de paciência.** Até mesmo com quem lhe pede paciência. Encontrar o padrão de resposta de sua enxaqueca – ou seja, o tratamento que funciona no seu caso específico – pode levar algum tempo e vai exigir uma ação conjunta entre médico e paciente. Em muitos casos, é preciso testar recursos variados que compõem o arsenal antienxaqueca. Mas seu esforço será recompensado: depois que encontrarem a receita ideal para você, ela tende a funcionar para sempre – cerca de 80% dos casos têm melhora total com o tratamento. E a sua vida voltará a ser mais tranquila e leve.

SOBRE OS AUTORES

Rogério Tuma é formado em medicina pela Universidade Federal de São Paulo (Unifesp), fez residência em neurologia no Hospital das Clínicas da Faculdade de Medicina da Universidade de São Paulo (FMUSP) e tem pós-doutorado em neuro-oncologia pelo Johns Hopkins Hospital e pelo Memorial Sloan Kettering Cancer Center. É articulista da revista *Carta Capital* e atua como neurologista no Hospital Sírio-Libanês.

Eduardo de Paula Estephan formou-se na Faculdade de Ciências Médicas da Santa Casa de São Paulo e fez residência em neurologia no Hospital das Clínicas da Faculdade de Medicina da Universidade de São Paulo (FMUSP). Participa do grupo de cefaleia do Hospital das Clínicas, é coordenador do Ambulatório de Moléstias Neuromusculares do Hospital Santa Marcelina, atua como professor de neurologia na Faculdade Santa Marcelina e trabalha como neurologista no Hospital Sírio-Libanês.

Carlos Eduardo Altieri é neurologista formado pela Faculdade de Medicina da Universidade de São Paulo (FMUSP), com mestrado em neurologia clínica pelo Hospital das Clínicas-FMUSP. É médico do Núcleo de Neurologia do Hospital Sírio-Libanês, onde também coordena o curso de aprimoramento no tratamento de dor. É membro da American Academy of Neurology desde 1991.